Temertu Sahlu

Atividade antibacteriana e investigação fitoquímica de plantas

Temertu Sahlu

Atividade antibacteriana e investigação fitoquímica de plantas

ScienciaScripts

Imprint

Cover image: www.ingimage.com

This book is a translation from the original published under ISBN 978-620-2-04993-1.

Publisher:
Sciencia Scripts
is a trademark of
Dodo Books Indian Ocean Ltd. and OmniScriptum S.R.L publishing group

120 High Road, East Finchley, London, N2 9ED, United Kingdom
Str. Armeneasca 28/1, office 1, Chisinau MD-2012, Republic of Moldova, Europe
Printed at: see last page
ISBN: 978-620-8-21648-1

ÍNDICE DE CONTEÚDO

RESUMO

No presente estudo, as actividades antibacterianas in vitro das folhas, da casca do caule e das sementes de Combretum molle, das folhas e da casca do caule de Grewia bicolor jupt e das folhas de Xanthium stramonium e Laggera alata foram investigadas contra Staphylococcus aureus, Streptococcus agalactiae e Escherichia coli utilizando a técnica de difusão em disco de ágar. Os materiais vegetais foram macerados durante 7 dias, extraídos com acetona, metanol e etanol e, em seguida, os extractos foram secos em vapor rotativo. Todos os extractos foram diluídos em Tween80 20% para obter séries de concentrações de 10, 5, 2,5, 1,25, 0,625 e 0,312 mg mL^{-1} e discos estéreis de papel de filtro WhatmanN0. 1 embebidos em 5,0 ml e aplicados a organismos de teste em meio Muller Hinton. O ensaio de eficácia foi repetido uma vez. Para as plantas com maior atividade, foram determinadas as concentrações mínimas de inibição e os fitoconstituintes principais. O teste ANOVA de uma via foi utilizado para determinar se existe alguma diferença estatisticamente significativa no diâmetro das zonas de inibição dos extractos de plantas e do antibiótico padrão. Os valores de $P < 0,05$ foram considerados significativos. Os resultados mostraram que as actividades antibacterianas dos extractos contra os organismos de teste, especialmente, da semente de Combretum molle e das folhas de Xanthium stramonium eram comparáveis ao antibiótico padrão (ampicilina) ($p > 0,05$) com a zona média de inibição a variar de 19,33 a 22,16, de 13,66 a 17,66 e de 19 a 23, respetivamente. Estes mostraram actividades significativas contra os organismos de teste com CIMs entre 0,1564 e 0,625. No entanto, houve uma diferença estatisticamente significativa ($p < 0,05$) entre os extractos das folhas e da casca do caule de Grewia bicolor jupt, e o extrato das folhas de Laggera alata e o antibiótico padrão. A análise fitoquímica preliminar revelou a presença de taninos e saponinas em todos os extractos testados. Os outros metabolitos secundários como alcanóides, flavonóides, esteróides, glicosídeos cardíacos, etc. estavam presentes em alguns dos extractos de plantas. Os extractos das espécies mais activas podem conter agentes antibacterianos potentes e/ou podem fornecer pistas para a síntese de novos agentes anti-infecciosos.

Palavras chave: *Combretum molle, E.coli, Grewia bicolor jupt, Laggora aota, fitoconstituintes, Staphylococcus aureus, Streptococcus agalactiae suscetibilidade Xanthium stramonium*

CAPÍTULO 1. INTRODUÇÃO

A procura de novos medicamentos para combater doenças e infecções tornou-se o foco da investigação em fitoterapia (Chokoe *et al.*, 2008). Durante séculos, as plantas foram utilizadas pelos povos indígenas para produzir medicamentos que eram utilizados para tratar diferentes tipos de doenças. As plantas produzem uma vasta gama de moléculas bioactivas, a maioria das quais evoluiu provavelmente como defesa química contra a predação ou a infeção (Samie *et al.*, 2010).

Estima-se que apenas um por cento das plantas com flores na Terra tenha sido estudado exaustivamente quanto à sua composição medicinal e ao seu potencial contra um valor medicinal importante. A avaliação em grande escala da flora local explorada na medicina tradicional para várias actividades biológicas é um primeiro passo necessário para o isolamento e a caraterização do princípio ativo e, posteriormente, para o desenvolvimento de medicamentos (Nahar *et al.*, 2009).

A Organização Mundial de Saúde definiu planta medicinal como qualquer planta produzida submetendo materiais vegetais a extração, fracionamento, purificação, concentração ou outro processo físico ou biológico que possa ser produzido para consumo imediato ou como base para produtos à base de plantas (OMS, 2000).

Muitos fármacos sintéticos devem a sua descoberta e potência à imitação de estruturas de produtos naturais isolados de plantas e não à criatividade e imaginação dos químicos orgânicos contemporâneos (Jagessar *et al.*, 2011). Por exemplo, o fármaco taxol (paclitaxel), um dos mais potentes fármacos anticancerígenos conhecidos, isolado pela primeira vez da casca do teixo *Taxus brevifolia*, deu origem a dois fármacos aprovados para o cancro da mama e do ovário (Jagessar *et al.*, 2008). Vários compostos, incluindo flavonóides, fenantrenos, estilbenos, ciclobutanos e triterpenóides, foram isolados das espécies de *combretaceae* amplamente distribuídas nos climas tropicais de África, América do Sul e Ásia.

As espécies de *combretaceae* são importantes na prática médica tradicional e algumas delas têm sido utilizadas no tratamento da sífilis, dores abdominais, conjuntivite, diarreia e dor de dentes, entre outras doenças (Masoko e Eloff, 2006; Martini *et al.*,

2004).

O Xanthium também é classificado nas Matérias Médicas modernas como uma erva para dissipar o frio do vento ou uma erva para dissipar a humidade do vento. As suas utilizações modernas são principalmente para doenças de tipo alérgico, especificamente rinite alérgica, dermatite atópica (urticária), sinusite paranasal crónica e eczema crónico (Dharmananda S., 2003).

O problema mundial da resistência aos antibióticos tem um impacto negativo na terapêutica antibiótica, tornando assim muito mais difícil o sucesso da terapêutica empírica. O aparecimento da resistência aos medicamentos é um processo evolutivo que se baseia na seleção de organismos que têm uma maior capacidade de sobreviver e de se reproduzir na presença de um medicamento (Suleiman et al., 2010). Apesar da existência de agentes antimicrobianos convencionais, estão continuamente a surgir estirpes resistentes ou multi-resistentes de microrganismos patogénicos; infelizmente, a descoberta e o desenvolvimento de novos antibióticos não acompanharam o ritmo da emergência da resistência aos antibióticos (Gould, 2009). Este facto impõe, portanto, a necessidade de procurar novos medicamentos eficazes para contornar o problema.

O Staphylococcus aureus, o Streptococcus agalactiae e *a Escherichia coli* são organismos que causam mastite clínica e subclínica em várias espécies de animais e têm sido registados como resistentes a praticamente todos os antibióticos mais antigos (Eloff *et al.*, 2005). Este facto tem consequências graves, que vão desde a incapacidade de resposta dos doentes à terapêutica e a necessidade de recorrer a medicamentos alternativos dispendiosos e/ou tóxicos até ao custo social de taxas de morbilidade e mortalidade mais elevadas, bem como ao prolongamento da duração da hospitalização (Basht *et al.*, 2009).

A situação é pior nos países pobres, onde muitas das terapias de segunda ou terceira linha para infecções resistentes a medicamentos não estão disponíveis, tornando o potencial de resistência aos antibióticos de primeira linha consideravelmente maior. Este facto reitera a necessidade de revolucionar a procura de regimes de tratamento alternativos que parecem residir nas plantas medicinais (Njume *et al,* 2009).

A medicina tradicional continua a fornecer cobertura de saúde a mais de 80% da população mundial, especialmente no mundo em desenvolvimento (Ndip *et al.*, 2007). Entre as várias plantas, *as espécies Combretum, Xanthium, Laggera e Grewia* são amplamente utilizadas na medicina tradicional africana para o tratamento de várias doenças humanas e animais, incluindo desconforto abdominal, dores corporais, distúrbios respiratórios, constipação e febre, doenças dos ouvidos e dos olhos, ancilostomíase, esquistossomose, dismenorreia e infertilidade, picada de cobra e lepra (Fyhrquist *et al.*, 2002).

Trabalhos anteriores mostraram que muitas espécies destas plantas possuem propriedades antifúngicas, antibacterianas, antiparasitárias, antioxidantes e anti-inflamatórias (Asres *et al.*, 2001; Eloff *et al,* 2005; Njume *et al,* 2011; Bessong *et al,* 2008; Ojewole, 2008). No entanto, existem poucos estudos que avaliaram a atividade antimicrobiana das espécies actuais contra os agentes patogénicos selecionados que constituem potenciais problemas de saúde no nosso ambiente. Além disso, podem ser utilizados diferentes solventes para anunciar a possibilidade de um novo padrão de reação, tendo em conta que foi relatado que diferentes solventes extraem diferentes antimicrobianos de plantas (Eloff et al., 2005; Njume et al., 2011).

Assim, os objectivos deste estudo foram os seguintes

- Seleção de extractos de *Combretum molle, Xanthium stramonium, Laggera alata* e *Grewia bicolor jupt* para a sua atividade antibacteriana.
- Comparar as actividades antimicrobianas de *combretum molle, Xanthium stramonium, Laggera alata* e *Grewia bicolor jupt* e com o antibiótico padrão.
- Determinar qualitativamente os fitoconstituintes dos extractos dos materiais vegetais mais potentes.
- Comparar o rendimento e a atividade antimicrobiana de materiais vegetais extraídos com diferentes solventes.

CAPÍTULO 2. REVISÃO DA LITERATURA

2.1. Resistência antimicrobiana

A resistência aos antibióticos é uma forma de resistência aos medicamentos em que algumas (ou, menos frequentemente, todas) subpopulações de um microrganismo, normalmente uma espécie bacteriana, são capazes de sobreviver após a exposição a um ou mais antibióticos; os agentes patogénicos resistentes a múltiplos antibióticos são considerados *multirresistentes* (MDR) ou, mais coloquialmente, superbactérias. São os micróbios, e não os animais ou as pessoas, que desenvolvem a resistência aos antibióticos (Nelson, Richard William, 2009).

A resistência aos antibióticos é um fenómeno grave e crescente na medicina contemporânea e emergiu como uma das principais preocupações de saúde pública do século XXI, particularmente no que diz respeito aos organismos patogénicos (o termo é especialmente relevante para os organismos que causam doenças nos seres humanos e nos animais). Nos casos mais simples, os organismos resistentes aos medicamentos podem ter adquirido resistência aos antibióticos de primeira linha, necessitando assim da utilização de agentes de segunda linha. Normalmente, um agente de primeira linha é selecionado com base em vários factores, incluindo a segurança, a disponibilidade e o custo; um agente de segunda linha tem normalmente um espetro mais amplo, um perfil de risco-benefício menos favorável e é mais caro ou não está disponível localmente. No caso de alguns agentes patogénicos MDR, a resistência aos antibióticos de segunda e mesmo de terceira linha é, assim, adquirida sequencialmente, um caso ilustrado de forma exemplar pelo *Staphylococcus aureus* em alguns contextos nosocomiais. Alguns agentes patogénicos, como a *Pseudomonas aeruginosa,* também possuem um elevado nível de resistência intrínseca (Nelson, Richard William, 2009).

Pode assumir a forma de uma mutação genética espontânea ou induzida, ou a aquisição de genes de resistência de outras espécies bacterianas por transferência horizontal de genes através de conjugação, transdução ou transformação. Muitos genes de resistência a antibióticos residem em plasmídeos transmissíveis, facilitando a sua transferência. A exposição a um antibiótico seleciona naturalmente a sobrevivência dos organismos com os genes de resistência. Desta forma, um gene de resistência a antibióticos pode propagar-se facilmente através de um ecossistema de bactérias. Os plasmídeos de resistência aos antibióticos contêm frequentemente genes que conferem resistência a vários antibióticos diferentes. Este não é o caso da *Mycobacterium tuberculosis,* a bactéria que causa a tuberculose, uma vez que não existem provas de que estas bactérias tenham plasmídeos. Além disso. A M. tuberculosis não tem a oportunidade de interagir com outras bactérias para partilhar plasmídeos (Hawkey, PM e Jones, AM, 2009).

Os genes de resistência aos antibióticos, tal como os próprios antibióticos, são antigos. No entanto, a prevalência crescente de infecções bacterianas resistentes aos antibióticos observada na prática clínica resulta da utilização de antibióticos tanto na medicina humana como na medicina veterinária. Qualquer utilização de antibióticos pode aumentar a pressão selectiva numa população de bactérias, permitindo que as bactérias resistentes se desenvolvam e que as bactérias susceptíveis morram. À medida que a resistência aos antibióticos se torna mais comum, surge uma maior necessidade de tratamentos alternativos. No entanto, apesar da procura de novas terapias antibióticas, tem-se registado um declínio contínuo no número de medicamentos recentemente aprovados. Por conseguinte, a resistência aos antibióticos constitui um problema significativo (Arias, Cesar A. e Murray, BE, 2009). .

A prevalência e a incidência crescentes de infecções causadas por agentes patogénicos MDR são sintetizadas pelo número crescente de acrónimos familiares utilizados para descrever o agente causador e, por vezes, a infeção em geral; destes, MRSA é provavelmente o mais conhecido, mas outros, incluindo VISA (vancomycin-intermediate *5. aureus),* VRSA (vancomycin-resistant *S', aureus),* ESBL (Extended spectrum beta-lactamase), VRE (Vancomycin- resistant *Enterococcus)* e MRAB (Multidrug-resistant *A. baumannii)* são exemplos proeminentes. As infecções nosocomiais dominam esmagadoramente os casos em que os agentes patogénicos MDR estão implicados, mas as infecções multirresistentes estão também a tornar-se cada vez mais comuns na comunidade (Hawkey, PM e Jones, AM, 2009).

2.1.1. Causas

Embora existissem baixos níveis de bactérias resistentes a antibióticos antes da utilização generalizada de antibióticos, Caldwell, Roy e Lindberg, David, (2011) a pressão evolutiva resultante da sua utilização desempenhou um papel no desenvolvimento de variedades multirresistentes e na propagação da resistência entre espécies bacterianas. Em medicina, o principal problema do aparecimento de bactérias resistentes deve-se à utilização incorrecta e excessiva de antibióticos (OMS, 2002).

Em alguns países, os antibióticos são vendidos sem receita médica, o que também leva à criação de estirpes resistentes. Outras práticas que contribuem para a resistência incluem a adição de antibióticos aos alimentos para animais. A utilização doméstica de antibacterianos em sabonetes e outros produtos, embora não contribua claramente para a resistência, é também desencorajada (por não ser eficaz no controlo de infecções) (Gould, 2009).

As práticas pouco corretas da indústria farmacêutica também podem contribuir para a probabilidade de criação de estirpes resistentes aos antibióticos. Os procedimentos e a prática clínica durante o período de tratamento medicamentoso são frequentemente deficientes - normalmente não são tomadas medidas para isolar o doente para evitar a reinfeção ou a infeção por um novo agente patogénico, negando o objetivo de destruição completa no final do tratamento (Ojewole, 2008).

Determinadas classes de antibióticos estão altamente associadas à colonização com "superbactérias" (bactérias altamente resistentes a antibióticos) em comparação com outras classes de antibióticos. O risco de colonização aumenta se houver uma falta de sensibilidade (resistência) das superbactérias ao antibiótico utilizado e uma elevada penetração nos tecidos, bem como uma atividade de largo espetro contra as "bactérias boas". No caso do MRSA, observa-se um aumento das taxas de infecções por MRSA com glicopeptídeos, cefalosporinas e especialmente quinolonas. No caso da colonização por *Clostridium difficile*, os antibióticos de alto risco incluem as cefalosporinas e, em particular, as quinolonas e a clindamicina (Kuijper, EJ, et al., 2007).

Ocorrência natural

Há provas de que a resistência aos antibióticos que ocorre naturalmente é comum. Os genes que conferem esta resistência são conhecidos como o resistoma ambiental. Estes genes podem ser transferidos de bactérias não causadoras de doença para as que causam doença, conduzindo a uma resistência aos antibióticos clinicamente significativa (Wright, GD, 2010).

Em 1952, uma experiência realizada por Joshua e Esther Lederberg mostrou que as bactérias resistentes à penicilina existiam antes do tratamento com penicilina. Enquanto realizavam experiências na Universidade de Wisconsin-Madison, Joshua Lederberg e o seu aluno de pós-graduação Norton Zinder também demonstraram a preexistência de resistência bacteriana à estreptomicina. Em 1962, foi detectada a presença de penicilinase em endosporos dormentes *de Bacillus licheniformis*, revividos a partir de solo seco nas raízes das plantas, preservados desde 1689 no Museu Britânico. Seis estirpes de *Clostridium,* encontradas nos intestinos de William Braine e John Hartnell (membros da expedição de Franklin), mostraram resistência à cefoxitina e à clindamicina (Abigail A., 2005).

Foi sugerido que a penicilinase pode ter surgido como um mecanismo de defesa para as bactérias nos seus habitats, como é o caso do *Staphylococcus aureus* penicilinase, que vive com o *Trichophyton* produtor de penicilina, mas esta hipótese foi considerada circunstancial. A procura de um antepassado da penicilinase tem-se centrado na classe de proteínas que, *a priori*, devem ser capazes de uma combinação específica com a penicilina. A resistência à cefoxitina e à clindamicina, por sua vez, foi atribuída ao contacto de Braine e Hartnell com microrganismos que as produzem naturalmente ou a mutações aleatórias nos cromossomas de estirpes *de Clostridium*. No entanto, há provas de que os metais pesados e alguns poluentes podem selecionar bactérias resistentes aos antibióticos, gerando uma fonte constante destas bactérias em pequenos números (Abigail A., 2005).

Em medicina

O grande volume de antibióticos prescritos é o principal fator do aumento das taxas de resistência bacteriana e não o incumprimento do protocolo antibiótico. Uma única dose de antibióticos conduz a um maior risco de organismos resistentes a esse antibiótico na pessoa durante um ano (Pechere, JC, 2001). A prescrição incorrecta de antibióticos tem sido atribuída a uma série de causas (Mold, SR; e Straus, SE, 2005).

Foi demonstrado que a resistência aos antibióticos aumenta com a duração do tratamento; por conseguinte, desde que seja observado um limite inferior clinicamente eficaz (que depende do organismo e do antibiótico em questão), a utilização pela comunidade médica de cursos mais curtos de antibióticos é suscetível de diminuir as taxas de resistência, reduzir os custos e obter melhores resultados devido a menos complicações, como a infeção por C. difficile e a diarreia. Nalgumas situações, uma terapêutica de curta duração é inferior a uma terapêutica de longa duração. Um estudo concluiu que, com um antibiótico, um tratamento curto era mais eficaz, mas com um antibiótico diferente, um tratamento mais longo era mais eficaz (Paul E., *et al.,* 2006).

Os estados de tolerância aos antibióticos podem depender de adaptações fisiológicas sem ligações diretas à atividade do alvo antibiótico ou à absorção, efluxo ou inativação do fármaco. Identificar estas adaptações e orientá-las para melhorar a atividade dos medicamentos existentes é uma abordagem promissora para atenuar a crise de saúde pública causada pela escassez de novos antibióticos. O uso inadequado de antibióticos e tratamentos terapêuticos pode muitas vezes ser atribuído à presença de violência estrutural em determinadas regiões. Factores socioeconómicos como a raça e a pobreza afectam a acessibilidade e a adesão à terapêutica medicamentosa. A eficácia dos programas de tratamento para estas estirpes resistentes aos medicamentos depende do facto de as melhorias programáticas terem ou não em conta os efeitos da violência estrutural (Marc Bonten, 2005).

Papel dos outros animais

Os fármacos são utilizados em animais que servem de alimento humano, como o gado, os porcos, as galinhas, os peixes, etc. A utilização de antibióticos na criação de animais tem sido alargada. Muitos destes fármacos não são considerados fármacos importantes para utilização nos seres humanos, quer devido à sua falta de eficácia ou de finalidade nos seres humanos (como a utilização de ionóforos em ruminantes), quer porque esse fármaco deixou de ser utilizado nos seres humanos (como o declínio da utilização de sulfonamidas_(medicamentos) devido a reacções alérgicas generalizadas e à resistência aos antibióticos entre os agentes patogénicos humanos).

Historicamente, a regulamentação da utilização de antibióticos em animais destinados à alimentação humana tem-se limitado a limitar os resíduos de medicamentos na carne, nos ovos e nos produtos lácteos, em vez de se preocupar com o desenvolvimento de resistência aos antibióticos (Gould, 2009).

As provas da transferência dos chamados superbactérias dos animais para os seres humanos têm sido escassas e a maioria das provas mostra que os agentes patogénicos que suscitam preocupação nas populações humanas tiveram origem nos seres humanos e são aí mantidos, com casos raros de transferência para os seres humanos. Um dos agentes patogénicos mais frequentemente citados na literatura popular - o MRSA - é largamente mantido na população humana, muitas vezes de forma assintomática, e até há pouco tempo raramente era encontrado em alimentos ou animais de companhia. Mais significativamente, a evidência da transferência de genes de resistência às floroquinolonas em estirpes de Camploybacteria através das aves de capoeira foi citada como justificação para restringir severamente a utilização veterinária de floroquinolonas em animais destinados à alimentação (Li, X e Nikadio, H, 2009).

As bactérias resistentes presentes nos animais devido à exposição a antibióticos podem ser transmitidas aos seres humanos por três vias: através do consumo de carne, do contacto próximo ou direto com os animais ou através do ambiente. No entanto, a cozedura completa da carne inativa as bactérias, quer sejam ou não resistentes aos antibióticos. A Organização Mundial de Saúde concluiu que os antibióticos como promotores de crescimento nos alimentos para animais devem ser proibidos, na ausência de avaliações de risco (Castanon, J.I., 2007).

Em 1998, os ministros da saúde da União Europeia votaram a favor da proibição de quatro antibióticos amplamente utilizados para promover o crescimento dos animais (apesar das recomendações do seu painel científico). A regulamentação que proíbe a utilização de antibióticos nos alimentos para animais na Europa, com exceção de dois antibióticos nos alimentos para aves de capoeira, entrou em vigor em 2006. Na Escandinávia, há provas de que a proibição conduziu a uma menor prevalência de resistência antimicrobiana nas populações de bactérias animais (não perigosas). Nos EUA, as agências federais não recolhem dados sobre a utilização de antibióticos em animais, mas a propagação de organismos resistentes a medicamentos entre animais e seres humanos foi demonstrada em estudos de investigação. Os antibióticos continuam a ser utilizados nos alimentos para animais nos EUA, juntamente com outros ingredientes que suscitam preocupações em termos de segurança (Castanon, J.I., 2007).

Em 2001, a Union of Concerned Scientists estimou que mais de 70% dos antibióticos utilizados nos EUA são administrados a animais destinados à alimentação (por exemplo, galinhas, porcos e gado), na ausência de doença. Assim, as quantidades administradas são denominadas "sub-terapêuticas", ou seja, insuficientes para combater a doença - porque não há doença demonstrável. As doses sub-terapêuticas matam alguns, mas não todos, os organismos bacterianos do animal - deixando aqueles que são naturalmente resistentes aos antibióticos. Estudos demonstraram, no entanto, que os níveis gerais da população de bactérias permanecem essencialmente inalterados; apenas a mistura de bactérias é afetada (Castanon, J.I., 2007).

Assim, o mecanismo efetivo pelo qual os aditivos antibióticos subterapêuticos para a alimentação animal funcionam como promotores de crescimento não é claro. Algumas pessoas especularam que os animais e as aves em ambientes de confinamento podem ter infecções subclínicas, que são curadas por baixos níveis de antibióticos na alimentação, permitindo assim que as criaturas prosperem; mas não foram apresentadas provas convincentes para esta teoria. Uma vez que a carga bacteriana num animal é essencialmente inalterada pelo uso de aditivos antibióticos na alimentação, o mecanismo de promoção do crescimento é esmagadoramente provável que seja algo diferente de "matar os insectos maus".

2.1.2. Impacto ambiental

Os antibióticos têm vindo a poluir o ambiente desde a sua introdução através dos resíduos humanos (medicamentos, agricultura), dos animais e da indústria farmacêutica. Juntamente com os resíduos de antibióticos, seguem-se bactérias resistentes, introduzindo assim bactérias resistentes a antibióticos no ambiente. Como as bactérias se replicam rapidamente, as bactérias resistentes que entram no ambiente replicam os seus genes de resistência à medida que continuam a dividir-se. Além disso, as bactérias portadoras de genes de resistência têm a capacidade de espalhar esses genes para outras espécies através da transferência horizontal de genes. Por conseguinte, mesmo que o antibiótico específico deixe de ser introduzido no ambiente, os genes de resistência aos antibióticos persistirão através das bactérias que, desde então, se replicaram sem exposição contínua (Martinez, J. L. & Olivares, J., 2012).

Um estudo efectuado no rio Pourdre implicou as estações de tratamento de águas residuais, bem como as operações de alimentação animal na dispersão de genes de resistência a antibióticos no ambiente. Esta investigação foi efectuada utilizando assinaturas moleculares para determinar as fontes, e a localização no rio Pourdre foi escolhida devido à ausência de outras influências antropogénicas a montante (Gould, 2009)..

O estudo indica que a monitorização dos genes de resistência aos antibióticos pode ser útil para determinar não só o ponto de origem da sua libertação, mas também a forma como estes genes persistem no ambiente. Além disso, o estudo de métodos físicos e químicos de tratamento pode aliviar a pressão dos genes de resistência aos antibióticos no ambiente e, por conseguinte, a sua reentrada no contacto humano (Martinez, J. L. & Olivares, J., 2012).

2.1.3. Mecanismos

Os quatro principais mecanismos pelos quais os microrganismos apresentam resistência aos antimicrobianos são

1. Inativação ou modificação de medicamentos: por exemplo, desativação enzimática da *penicilina* G em algumas bactérias resistentes à penicilina através da produção de 0-lactamases

2. Alteração do local alvo: por exemplo, alteração da PBP - o local alvo de ligação das

penicilinas - no MRSA e noutras bactérias resistentes à penicilina

3. Alteração da via metabólica: por exemplo, algumas bactérias resistentes às sulfonamidas não necessitam do ácido para-aminobenzóico (PABA), um precursor importante para a síntese do ácido fólico e dos ácidos nucleicos nas bactérias inibidas pelas sulfonamidas; em vez disso, tal como as células dos mamíferos, recorrem ao ácido fólico pré-formado.

4. Redução da acumulação de fármacos: através da diminuição da permeabilidade ao fármaco e/ou do aumento do efluxo ativo (bombeamento) dos fármacos através da superfície celular (Li, X e Nikadio, H, 2009).

São conhecidos três mecanismos de resistência às fluoroquinolonas. Alguns tipos de bombas de efluxo podem atuar para diminuir a concentração intracelular de quinolonas. Nas bactérias Gram-negativas, os genes de resistência mediados por plasmídeos produzem proteínas que podem ligar-se à DNA girase, protegendo-a da ação das quinolonas. Por último, as mutações em locais-chave da DNA girase ou da topoisomerase IV podem diminuir a sua afinidade de ligação às quinolonas, diminuindo a eficácia do fármaco. A investigação demonstrou que a proteína bacteriana LexA pode desempenhar um papel fundamental na aquisição de mutações bacterianas que conferem resistência às quinolonas e à rifampicina (Li, X e Nikadio, H, 2009).

A resistência aos antibióticos também pode ser introduzida artificialmente num microrganismo através de protocolos laboratoriais, sendo por vezes utilizada como um marcador selecionável para examinar os mecanismos de transferência de genes ou para identificar indivíduos que absorveram um pedaço de ADN que incluía o gene da resistência e outro gene de interesse. Um estudo recente demonstrou que a extensão da transferência horizontal de genes entre *Staphylococcus* é muito maior do que se esperava anteriormente - e engloba genes com funções para além da resistência aos antibióticos e da virulência, e para além dos genes que residem nos elementos genéticos móveis (Li e Nikadio, 2009).

Durante muito tempo pensou-se que, para um microrganismo se tornar resistente a um antibiótico, tinha de estar numa grande população. No entanto, descobertas recentes mostram que não há necessidade de grandes populações de bactérias para o aparecimento de resistência aos antibióticos. Sabemos agora que pequenas populações de *E.coli* num gradiente de antibióticos podem tornar-se resistentes. Qualquer ambiente heterogéneo, no que diz respeito a gradientes de nutrientes e antibióticos, pode facilitar o desenvolvimento de resistência aos antibióticos em pequenas populações de bactérias, o que também se aplica ao corpo humano (Fabricant e Farnsworth, 2001). .

Os investigadores colocam a hipótese de que o mecanismo de desenvolvimento da resistência se baseia em quatro mutações SNP no genoma da E. coli produzidas pelo gradiente de antibiótico. Estas mutações conferem à bactéria a emergência de resistência a antibióticos (Li e Nikadio, 2009).

2.2. O estudo das plantas medicinais

2.2.1. Perspectivas históricas

Os fósseis datam a utilização humana mais antiga de plantas como medicamentos de há cerca de 60 000 anos (Fabricant e Farnsworth, 2001). Um dos primeiros registos escritos da utilização de plantas medicinais é o de um cirurgião francês de renome, Ambrose (1517 - 90). Tratou ferimentos de bala com uma mistura de camomila, flores de meliloto, alfazema, alecrim, salva, tomilho e o extrato de rosas vermelhas fervido em vinho branco. A casca peruana (da árvore cinchona) e o xarope de cravinho foram receitados como remédio para a malária por Thomas Sydenham (1624 - 89). A quinina, um antimalárico muito utilizado, é um componente principal da casca da árvore de cinchona (Mann, 1995).

Atualmente, mais de 80% da população dos países em desenvolvimento do mundo depende das plantas para as suas necessidades médicas (Fabricant e Farnsworth, 2001).

A medicina tradicional sempre fez parte da vida cultural e religiosa dos povos africanos. É facilmente acessível e económica para as populações rurais (Steenkamp, 2003). Tem havido muitas validações de remédios tradicionais através da investigação científica (McGaw et al., 2000; Spang et al., 2000; Rabe e Staden, 1998). Além disso, a utilização de informações etnomédicas contribuiu para o mundo inteiro através do isolamento de compostos bioactivos para utilização direta na medicina (Fabricant e Farnsworth, 2001).

A utilização de plantas medicinais sob a forma de extractos de plantas apresenta várias dificuldades. A quantidade do(s) composto(s) bioativo(s) das plantas pode variar consoante a localidade e a estação do ano em que são colhidas. Além disso, as moléculas bioactivas de muitas plantas são venenos potentes quando ingeridas em excesso e, se o extrato da planta contiver um teor de compostos bioactivos inferior ao habitual, a dosagem subóptima pode não ser eficaz. As propriedades medicinais de muitas plantas também se perdem rapidamente com o armazenamento. As moléculas bioactivas da folha de dedaleira decompõem-se com o armazenamento prolongado, a menos que sejam secas rapidamente após a recolha (Mann, 1995). .

Além disso, os extractos brutos de muitas plantas medicinais podem conter, para além das moléculas bioactivas, outros constituintes com efeitos nocivos. Por exemplo, os ácidos aristolóquicos presentes numa planta de chienese, Aristolochia fangch, são compostos nefrotóxicos e carcinogénicos estreitamente associados à insuficiência renal (Loset *et al.,* 2001). Por conseguinte, é importante isolar e identificar as moléculas bioactivas dos extractos de plantas. Em muitos casos, este objetivo foi atingido, uma vez que a quinina foi isolada da casca da árvore cinchona e apresenta-se sob a forma sólida (Fabricant e Farnsworth, 2001).

A vantagem de utilizar fármacos puros em vez de extractos brutos de fármacos inclui, entre outras, a dosagem prescrita com precisão. As modificações estruturais de compostos bioactivos isolados e identificados a partir de extractos de plantas podem permitir uma melhoria da eficácia e a moderação dos efeitos secundários. As moléculas bioactivas puras podem frequentemente ser sintetizadas de forma económica, evitando assim a dependência das plantas como fontes (Williams, 1994).

Por conseguinte, não é difícil compreender o que levou os primeiros químicos a esforçarem-se por isolar e identificar moléculas bioactivas de plantas medicinais. De facto, estima-se que 25% dos medicamentos prescritos atualmente são substâncias derivadas de plantas (Hamberger e Hostettmann, 1991) e um exemplo recente é a artimisinina derivada da Artemisia annua para o tratamento da malária (Mann, 1995).

2.2.2. *Etapas da extração vegetal*

O primeiro passo no processo de seleção de plantas medicinais para a atividade antibacteriana é a extração. A extração é a separação das partes medicamente activas dos tecidos vegetais utilizando solventes selectivos através de procedimentos normalizados. Estas técnicas de extração separam os metabolitos solúveis das plantas e deixam para trás o bagaço celular insolúvel. Os produtos assim obtidos das plantas são misturas relativamente complexas de metabolitos, em estado líquido ou semi-sólido ou em pó seco, e destinam-se a uso oral ou externo. Estes incluem classes de preparações conhecidas como decocções, infusões, extractos fluidos, tinturas, extractos pilares (semi-sólidos) ou extractos em pó (Sukhdev *et al.*, 2008).

As operações básicas de extração incluem etapas como a pré-lavagem, a secagem dos materiais vegetais ou a liofilização, a trituração para obter uma amostra homogénea, melhorando frequentemente a cinética da extração analítica e aumentando também o contacto da superfície da amostra com o sistema solvente. Devem ser tomadas medidas adequadas para garantir que os potenciais constituintes activos não se percam, distorçam ou sejam destruídos durante a preparação do extrato a partir de amostras de plantas.

As técnicas gerais de extração de plantas medicinais incluem a maceração, a infusão, a percolação, a digestão, a decocção e a extração contínua a quente (Soxhlet). Recentemente, foram desenvolvidos métodos de extração modernos que incluem a extração assistida por micro-ondas (MAE), a extração por ultra-sons (sonicação) e a extração por fluido supercrítico (SFE).

Uma vez que os compostos-alvo podem ser não-polares ou polares e termicamente lábeis, deve ser considerada a adequação dos métodos de extração. A escolha do solvente depende de vários factores, incluindo as caraterísticas dos constituintes a extrair, o custo e as questões ambientais A SFE tem sido utilizada há muitos anos para a extração de componentes voláteis à escala industrial. Uma vantagem importante da aplicação (Ojewole, 2008).

A principal vantagem da SFE para a extração de compostos activos de plantas medicinais é o facto de se evitar a degradação resultante da exposição prolongada a temperaturas elevadas e ao oxigénio atmosférico.

Utilizando a EMA, a energia de micro-ondas é utilizada para o aquecimento da solução e resulta numa redução significativa do tempo de extração (normalmente em menos de 30 min) em comparação com os métodos convencionais de extração líquido-sólido, em que é necessário um tempo de extração relativamente longo (normalmente 3-48 h). Outra vantagem da MAE é que permite uma redução significativa do consumo de solventes orgânicos, normalmente inferior a 40 ml, em comparação com os 100-500 ml necessários na extração por Soxhlet (Huie, 2002).

2. 3. Testes antibacterianos in vitro

Embora existam vários métodos laboratoriais para medir a suscetibilidade in vitro das bactérias aos medicamentos antimicrobianos, a técnica de difusão em disco de ágar é a mais utilizada. O método de difusão em disco implica a preparação de uma sementeira uniforme da bactéria a testar numa placa de ágar e a colocação de discos de papel, cada um impregnado com um agente antibiótico de concentração conhecida, na superfície do ágar antes da incubação. Se a bactéria for sensível a um determinado agente, então, após a incubação, surge uma zona de inibição à volta do disco.

Macrodiluição em caldo

A macrodiluição em caldo é um método inicial para determinar a suscetibilidade bacteriana utilizando diluições em série de antibióticos adicionados a tubos de bactérias. Inoculam-se pequenos tubos contendo 1 a 2 ml de caldo com uma solução antibiótica concentrada e diluições duplas em série (até oito diluições). Todos os tubos são inoculados com 5 x 10(5) CFU/mL de suspensão bacteriana em volumes iguais e incubados durante a noite (33°C a 35°C). Os tubos são examinados quanto à turvação (que reflecte o crescimento bacteriano) (Ericsson HM, Sherris JC., 1971).

A macrodiluição em caldo permite a determinação de uma concentração inibitória mínima (CIM), que é a concentração mais baixa de antibiótico que inibe o crescimento visível das bactérias (ou seja, a concentração de antibiótico no tubo sem turvação).

Uma vez que as diluições em série são efectuadas manualmente, a precisão deste teste é de uma concentração dupla.

A macrodiluição em caldo tem algumas desvantagens. São necessários conhecimentos laboratoriais e tempo para preparar os caldos e as diluições, e existe a possibilidade de erro, uma vez que as diluições são efectuadas manualmente. Além disso, o teste só pode ser efectuado com os organismos que crescem rapidamente. Por estas razões, este tipo de teste já não é efectuado por rotina em laboratório para a maioria dos organismos, mas ainda é utilizado para alguns isolados de fungos e micobactérias e para avaliar novos compostos. (Ericsson HM. e Sherris JC., 1971).

Microdiluição

O método de microdiluição é uma modificação do teste de macrodiluição em caldo, que utiliza os avanços na miniaturização para permitir a realização de vários testes numa placa de 96 poços. Estão disponíveis painéis de antibióticos comuns preparados comercialmente, o que poupa trabalho e normaliza as diluições (Clinical and Laboratory Standards Institute., 2009). .

Cada um dos poços é inoculado com a mesma concentração de bactérias que no método de macrodiluição, mas devido ao volume mais pequeno, o número total de bactérias por poço contendo antibiótico é reduzido para aproximadamente 5 x 10(4) CFU/poço. Após a incubação, estes poços podem ser inspeccionados visualmente de forma manual ou analisados por um fotómetro/leitor de bandejas automatizado que mede a impedância da luz monocromática através de cada poço (Jorgensen JH. e Ferraro MJ., 1998).

Este teste é relativamente barato devido às pequenas quantidades de reagentes necessárias, o que facilita o teste de múltiplos antibióticos em simultâneo. Este teste é também geralmente reprodutível e os resultados são comunicados como uma CIM quantitativa. Podem ser adicionados reagentes para permitir a identificação rápida do organismo; assim, tanto a identificação rápida como o teste de suscetibilidade podem ser realizados numa única placa. Apesar destas desvantagens, este teste é atualmente o método de teste de suscetibilidade mais popular disponível nos laboratórios de microbiologia clínica (Jorgensen JH. e Ferraro MJ., 1998).

Testes de diluição em ágar

Para o método de diluição em ágar, é adicionada uma concentração fixa de antibiótico ao ágar fundido e esta mistura de antibiótico e ágar é adicionada a uma placa de Petri onde solidifica. Pequenas alíquotas padronizadas de bactérias (aproximadamente 1 x 10(4) células) são então espalhadas em secções de cada placa. Podem ser testados até 32 a 36 isolados bacterianos diferentes numa única placa (Clinical and Laboratory Standards Institute., 2009).

Para testar várias concentrações de antibióticos, devem ser preparadas várias placas com diluições adicionais do antibiótico. Após incubação nocturna, as placas são lidas. A placa que contém a concentração de antibiótico mais baixa que inibe visivelmente o crescimento bacteriano é considerada a CIM (Clinical and Laboratory Standards Institute., 2009).

Este método permite que várias amostras sejam testadas num único conjunto de placas. A principal vantagem desta técnica é a capacidade de analisar bactérias fastidiosas que requerem condições de crescimento especiais, tais como Helicobacter pylori e Neisseria gonorrhoeae. A quantificação da CIM pode ser efectuada sem a utilização de qualquer equipamento especial. No entanto, apesar das vantagens, este método tem algumas deficiências (Jorgensen JH., e Ferraro MJ., 1998). .

Devido a estas caraterísticas, os testes de diluição em ágar estão principalmente confinados a laboratórios que testam agentes patogénicos específicos com condições de crescimento delicadas. As diretrizes mais recentes do CLSI sugerem a utilização da diluição em ágar para o teste de H. pylori e N. gonorrhoeae. A diluição em ágar é também utilizada no laboratório de rotina para determinados testes de despistagem, como os destinados a detetar S. aureus resistente à oxacilina (MRSA), resistência de alto nível à mupirocina em S. aureus e resistência de alto nível à gentamicina nos enterococos (Jorgensen JH. e Ferraro MJ., 1998).

Teste de difusão em disco (procedimento Bauer-Kirby)

Por ter sido amplamente estudado e bem padronizado ao longo dos anos, o teste de difusão em disco continua a ser o método de teste de suscetibilidade mais simples e fiável disponível (Clinical and Laboratory Standards Institute., 2009).

O teste é efectuado esfregando um inóculo padronizado de bactérias (aproximadamente 1 a 2 x10(8) CFU/mL) numa placa de ágar Mueller-Hinton de 150 mm de diâmetro. São colocados na superfície do ágar até 12 discos de papel de filtro preparados comercialmente contendo uma concentração fixa de antibiótico. Após uma incubação nocturna, os diâmetros das zonas de inibição do crescimento em torno de cada um dos discos de antibiótico são medidos em milímetros (mm). As tabelas CLSI são então utilizadas para converter os diâmetros das zonas em mm em pontos de rutura interpretativos (susceptíveis, intermédios ou resistentes) (Bauer, R.W., 1966).

Vários factores influenciam o tamanho da zona em torno de cada disco, incluindo a suscetibilidade do isolado e a taxa de difusão do antibiótico através do meio de ágar. Apesar destes factores, a zona de inibição em milímetros está relacionada com a CIM do organismo a um determinado antibiótico, embora a relação nem sempre seja linear. Por conseguinte, a inspeção visual da zona de inibição em placas sem o conhecimento de padrões de referência (pontos de rutura) não é suficiente para uma interpretação adequada do teste. Na prática, os laboratórios de microbiologia utilizam padrões de referência publicados pelo CLSI. Os dados derivados do teste de difusão em disco não são tão quantitativos como a CIM, mas sim qualitativos (ou seja, susceptíveis, intermédios ou resistentes). O CLSI definiu estas três categorias de suscetível, intermédio e resistente num contexto clínico (Ringertz S, Kronvall G., 1988).

O teste de difusão em disco é o teste de suscetibilidade mais bem estudado, é simples de executar e é barato. Este método também permite flexibilidade na escolha dos antibióticos a incluir, uma vez que os discos podem ser adquiridos para refletir o formulário do hospital e os padrões de resistência locais. Os médicos estão habituados a receber e interpretar os resultados nas categorias suscetível, intermédia e resistente. As duas principais desvantagens deste método incluem a falta de automatização e a incapacidade de aplicar este método a bactérias fastidiosas ou de crescimento lento (Clinical and Laboratory Standards Institute., 2009).

■ Suscetível - Suscetível implica que a estirpe pode ser tratada com uma dose convencional de antibióticos para o tipo de infeção e espécie infetante.

■ Intermédio - As estirpes intermédias incluem isolados em que as CIM contra o medicamento se situam dentro dos níveis atingíveis no sangue e nos tecidos, mas em que as taxas de resposta podem ser reduzidas em comparação com os organismos susceptíveis. Não se espera que uma estirpe da categoria intermédia seja afetada num local sequestrado do corpo. Assim, o tratamento de um organismo intermediário a um medicamento deve ser reservado para locais onde esse agente está fisiologicamente concentrado (por exemplo, quinolonas e beta-lactâmicos na urina) ou para medicamentos que podem ser prescritos em doses superiores às normais sem efeitos adversos (por exemplo, beta-lactâmicos). O CLSI também define intermediário para incluir uma zona tampão para evitar grandes discrepâncias na interpretação com base em factores técnicos, especialmente para medicamentos com uma margem estreita entre doses eficazes e tóxicas

Resistente - As estirpes resistentes são definidas de várias formas:

- Não é inibido por concentrações sistémicas do medicamento, que são normalmente alcançadas com a dosagem convencional
- As CIM são concentrações do fármaco em que os mecanismos de resistência antimicrobiana, como as beta-lactamases, são conhecidos ou susceptíveis de surgir
- A eficácia clínica não tem sido fiável em estudos de tratamento

Instrumentos automatizados

Os sistemas automatizados de deteção ótica podem facilitar a observação de alterações subtis no crescimento bacteriano. Trata-se de uma melhoria significativa em relação aos métodos descritos nas secções anteriores, que requerem uma incubação de um dia para o outro para um crescimento bacteriano suficiente.

Podem ser efectuados vários testes de antibióticos no mesmo cartão ou tabuleiro. Os fotómetros ou fluorómetros monitorizam as reacções em cada poço e podem comunicar as alterações em 3 a 24 horas. O software que acompanha estes dispositivos também pode integrar informações de múltiplas reacções e associar a identificação do microrganismo, comentar mecanismos de padrões de resistência, etc. (Clinical and Laboratory Standards Institute., 2009). .

O computador do laboratório de microbiologia pode ser ligado ao sistema de relatórios do hospital para fornecer rapidamente informações sobre amostras clínicas. De facto, foi demonstrado que a rápida disseminação de informação aos médicos está correlacionada com a melhoria da mortalidade. O custo deste equipamento não é trivial e pode impedir a sua utilização generalizada. Além disso, estes sistemas rápidos podem não ter a capacidade de detetar resistência induzida em agentes patogénicos bacterianos (Ringertz S, Kronvall G., 1988).

2.4. Descrição das plantas

2.4.1. Combretum

Descrição botânica

Os dois géneros mais importantes da família combretaceae são *combretum* e *terminalia.* O género *combretum* tem dois subgéneros, sendo estes o subgénero *combretum* e o subgénero *cacoucia.* No subgénero *combretum*, os tricomas presentes são escamas com ou sem pêlos, mas no subgénero *cacoucia* os tricomas são glândulas pedunculadas acompanhadas ou não de pêlos. As escamas, quando examinadas com uma ampliação de 1oX, apresentam configurações diferentes. Algumas parecem ser recuadas, outras são exuberantes, muitas parecem ser crateriformes, algumas estão condenadas e ainda são salientes. No entanto, um exame microscópico mostra que, para além das variações de tamanho e de forma, existe uma série de disposições diferentes das células que constituem as escamas. O tipo de arranjo - tipo de escamas - pode ter significado taxonómico (Rogers, 1996).

As espécies do subgénero *combretum* foram agrupadas em secções, tendo as espécies de cada secção caraterísticas morfológicas semelhantes. Foi demonstrado que todas as espécies de uma determinada secção têm tipos de escamas semelhantes ou quase semelhantes e foi assim estabelecido que os caracteres das plantas e os tipos de escamas estão frequentemente correlacionados (Rogers, 1996).

Valor medicinal

O Combretum é uma planta geralmente verde-escura que se agarra a outras plantas ao redor para se apoiar e se expor à luz solar para suas atividades fotossintéticas. É uma planta de savana, encontrada em locais secos, arenito, argila, laterita, rochas cristalinas e solos esqueléticos. *O Combretum* é uma pequena árvore, arbusto ou liana de 4 m de altura (podendo atingir até 10 m em condições favoráveis). Pode atingir uma altura/comprimento de 20 m, enroscando-se nos ramos de árvores próximas. A casca é cinzenta e fibrosa, com uma faixa laranja a castanho-avermelhada, e os caules são peludos e escamosos, de cor castanho-avermelhada. Toda a planta é densamente coberta de escamas vermelhas. As folhas são variáveis, oblongo-elípticas, com 5-10 cm de comprimento e 2,5-5 cm de largura e são alternas, verde claro brilhante quando jovens; tipicamente cor de ferrugem quando maduras, na estação seca (MSBP, 2007).

As folhas são utilizadas para fazer a popular "bebida quinquelibas", um chá refrescante comercializado como "kinkeliba". As sementes são comestíveis e as folhas são utilizadas como forragem para pequenos ruminantes. As folhas, raízes e cascas têm muitos usos medicinais (antipirético, tónico, diurético, antidiarreico e colerético) (MSBP, 2007). Descobriu-se que os extractos das folhas apresentam propriedades anti-virais e anti-inflamatórias.

Vários membros da família combretaceae têm sido usados tradicionalmente para tratar doenças bacterianas em diferentes partes do mundo (Watt e Breyer-Brandwijk, 1962, Hutchings *et al.,* 1996). Diferentes graus de atividade antibacteriana em diferentes espécies podem ter algum valor preditivo taxonómico (Eloff, 1999).

O grupo de fitomedicina da Universidade de Pretória utilizou com sucesso a abordagem quimiotaxonómica para revelar actividades biológicas significativas de muitos membros da família (Eloff *et al.,* 2001; Martini *et al.,* 2005).

A maior parte da investigação realizada no âmbito do programa de fitomedicina inclui estudos sobre a atividade antibacteriana das plantas (incluindo as Combretaceae). Esta é a consequência da determinação do melhor extrato (Eloff, 1998a) e do desenvolvimento do método rápido e reprodutível de diluição em série (Eloff, 1998b) utilizado para obter os valores de CIM dos extractos de plantas contra espécies bacterianas.

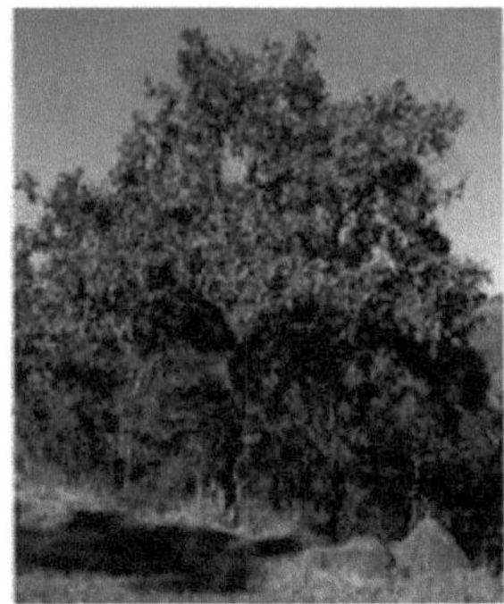

Figura 1; imagem de *Combretum molle*

Componentes químicos

A investigação fitoquímica das espécies de *combretum* revelou diversas classes de metabolitos secundários. O isolamento orientado para a bioatividade dos extractos de folhas de *C.erythrophyllum* levou ao isolamento de sete compostos activos, quatro *flavonóides rhamnocitrina, kaempferol, quercetrina, rhamnazina* e três *flavonas apigenina, genkwarina, dimetoxiflavona* (Martin *et al.*,2004b). Todos os compostos testados tiveram uma boa atividade antibacteriana contra *Vibrio cholera* e *E.faecalis* com valores MIC na gama de 25-50 microig/ml. A ramnocitrina e a quercitrina mostraram uma boa atividade adicional (25microg/ml) contra *Micrococcus luteus* e *Shigella sonei.*

Os testes de toxicidade revelaram pouca ou nenhuma toxicidade para os linfócitos humanos, com exceção do dimetoxiflavão. Este composto é potencialmente tóxico para as células humanas e apresentou a atividade antioxidante mais fraca. Tanto a ramnocitrina como a ramnazina apresentaram uma forte atividade antioxidante com potencial atividade anti-inflamatória. Embora estes flavonóides sejam conhecidos, este foi o primeiro relatório de atividade biológica com alguns destes compostos (Martin *et al.,* 2004a).

Três triterpenóides antimicrobianos foram isolados de *C.padoides* (Angeh, 2005). Um novo triterpenóide pentacíclico e quatro triterpenóides conhecidos foram relatados como os constituintes antimicrobianos dos extractos de folhas de *C.imberbe* (Angeh, 2005). Dois triterpenóides tiveram uma CIM de 93 microgramas/ml em comparação com 63 microg/ml de triterpenóides pentacíclicos contra *S.aureus* (Angeh, 2005). Bibenzyis e derivados de fenantreno foram registados de *C. apiculatum, C.mollei* e *C.hereroense* (Latcher e Nhamo, 1973).

Todos os compostos tiveram uma atividade razoável com uma CIM média de 268 microg/ml contra *Escherichia coli* e *Pseudomonas aeruginosa* e uma CIM média de 100 microg/ml contra *Staphylococcus aureus* e *Enterococcus faecalis* (Latcher e Nhamo, 1973). Foram registados muitos antimicrobianos, anti-inflamatórios e antifúngicos (terpenóides e os seus glicosídeos) de várias espécies de *combretum* (Rogers, 1995).

2.4.2. ***Xanthium stramonium***

Descrição botânica

A X. stramonium é uma erva anual, até 1 m de altura, com um caule curto, robusto e peludo, que cresce habitualmente em terrenos baldios, bermas de estradas e ao longo das margens dos rios nas regiões mais quentes. As folhas são largamente alternadas, triangulares-ovais ou suborbiculares, de cor verde clara e brilhante, alternadas, com lóbulos irregulares e dentes relativamente discretos, com 5-15 cm de comprimento, frequentemente com três lóbulos, com nervuras proeminentes, pecíolo longo, escabroso em ambos os lados. Os caules são redondos ou ligeiramente estriados, muitas vezes salpicados de púrpura e com pêlos brancos curtos espalhados pela superfície; as flores encontram-se em racemos terminais e axilares, e são brancas ou verdes; numerosos machos na parte superior, fêmeas ovóides, cobertas de cerdas em forma de gancho. Os frutos são obovóides, encerrados no invólucro endurecido, com dois bicos e cerdas em forma de gancho. A floração ocorre geralmente entre agosto e setembro. Esta erva daninha é facilmente dispersada por animais, uma vez que os frutos têm cerdas em forma de gancho e dois fortes bicos em forma de gancho. Floresce de julho a outubro e as sementes amadurecem de agosto a outubro. As flores são monóicas e são polinizadas por insectos. A planta é auto-fértil. Os frutos são colhidos quando maduros e secos para serem utilizados.

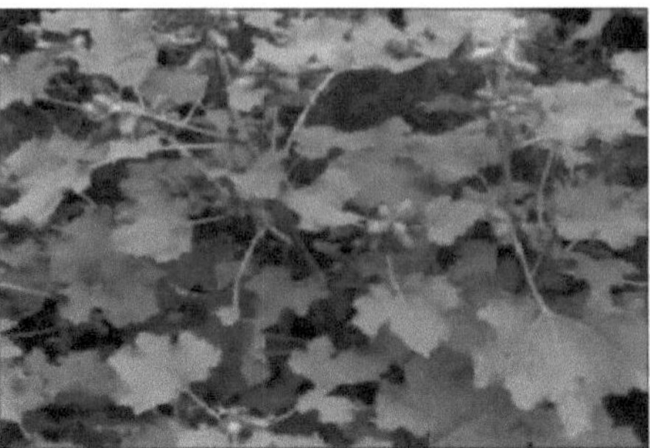

Fig 2: Imagem de *Xanthim stramonium*

Valor medicinal

A erva é utilizada como um medicamento de renome na Europa, China, Indochina, Malásia e América. Toda a planta, especialmente a raiz e o fruto, é utilizada como medicamento. Segundo a Ayurveda, a planta tem actividades refrescantes, laxantes, engordantes, anti-helmínticas, alexitéricas, tónicas, digestivas, antipiréticas e melhora o apetite, a voz, a tez e a memória. Cura a leucodermia, a biliosidade, as picadas venenosas de insectos, a epilepsia, a salivação e a febre.

A planta foi considerada fatal para o gado e os porcos. É utilizada por várias tribos nativas americanas para aliviar a obstipação, a diarreia e os vómitos. As aplicações chinesas indígenas são como remédio para dores de cabeça e para ajudar com cãibras e dormência dos membros, úlceras e problemas de sinusite. A planta é considerada útil no tratamento de casos de malária de longa duração e é utilizada como adulterante para a *Datura stramonium (*Chopra RN, *et al,* 1958).

As folhas e as raízes são utilizadas pelas suas actividades anódina, anti-reumática, anti-sifilítica, apetecível, diaforética, diurética, emoliente, laxante e sedativa. Uma infusão da planta tem sido usada no tratamento de reumatismo, rins doentes e tuberculose. Também tem sido utilizada como linimento nas axilas para reduzir a transpiração. Os frutos contêm uma série de compostos medicamente activos, incluindo glicosídeos e fitoesteróis. São anódinos, antibacterianos, antifúngicos, antimaláricos, anti-reumáticos, antiespasmódicos, antitússicos, citotóxicos, hipoglicémicos e estomacais.

São utilizadas internamente no tratamento da rinite alérgica, sinusite, urticária, catarro, reumatismo, artrite reumatoide, obstipação, diarreia, lumbago, lepra e prurido. São também utilizadas externamente para tratar a prurido e a varíola. As cinzas são aplicadas nas feridas dos lábios e na mucosa da boca. A raiz é um tónico amargo e febrífugo. Historicamente, é utilizada no tratamento de tumores escrofulosos e utilizada localmente em úlceras, furúnculos e abcessos. A pasta de frutos verdes espinhosos é utilizada contra a enxaqueca e acredita-se que o sumo das folhas e dos frutos é útil contra a varíola e as raízes são utilizadas contra o cancro. As brocas são utilizadas na China como tónico, diurético e sedativo. Uma decocção da raiz tem sido usada no tratamento de febres altas, leucorreia e para ajudar uma mulher a expelir o pós-parto. Uma decocção das sementes tem sido usada no tratamento de problemas da bexiga (Chopra RN, *et al,* 1958). .

Um cataplasma da semente em pó tem sido aplicado como bálsamo em feridas abertas. As sementes produzem óleo comestível semi-seco (30-35%) que se assemelha ao óleo de girassol e é utilizado no tratamento de infecções da bexiga, herpes e erisipela. As folhas secas são uma fonte de tanino. Das folhas obtém-se um corante amarelo. O pó das sementes tem sido utilizado como tinta corporal azul. A planta seca repele os gorgulhos dos grãos de trigo armazenados. A semente contém um óleo essencial (Chopra RN, et al., 1958).

O Xanthium é definido como uma erva tóxica na Farmacopeia Chinesa. Os pacientes que tomam mais de 100 g do fruto podem queixar-se de mal-estar, dores de cabeça e perturbações gastrointestinais em 12 horas. Outros sintomas tóxicos nos seres humanos incluem tonturas, sonolência, coma e convulsões tónicas generalizadas, aparecimento de iterícia, hepatomegalia, comprometimento da função hepática, proteinúria, cilindrúria e hematúria. A substância tóxica solúvel em água é amplamente utilizada para o tratamento da congestão sinusal. Não foi responsabilizada por quaisquer efeitos nocivos entre os consumidores ocidentais e não foi proibida por qualquer departamento de saúde em qualquer país. No entanto, é uma erva que deve ser investigada, como será feito aqui.

Devido à sua atividade múltipla, em particular, atividade antitumoral e anticancerígena, é dada muita atenção a esta erva. Verifica-se que os pólenes causam asma, rinite e dermatite em pessoas susceptíveis. Suspeita-se que a erva cause alergia apenas no outono, quando está na fase de pré-frutificação.

O Xanthium é classificado nas Matérias Médicas modernas como uma erva para dissipar o frio do vento ou uma erva para dissipar a humidade do vento. As suas utilizações modernas são principalmente para doenças de tipo alérgico, especificamente rinite alérgica, dermatite atópica (urticária), sinusite paranasal crónica e eczema crónico (Dharmananda S., 2003).

Componentes químicos

As partes aéreas da planta contêm uma mistura de alcalóides não identificados, que se diz serem tóxicos. Para além dos alcalóides, as partes aéreas da planta contêm lactonas sesquiterpénicas, a saber xantinina; o seu estereoisómero, xantumina, xantatina (desacetilxantinina); um princípio tóxico, um glicosídeo sulfatado xanthostrumarina, atractilosídeo, carboxiatractilosídeo; fitoesteróis, xantanol, isoxantanol, xantinosina, ácido 4-oxo-bedfordia, hidroquinona; xantanolídeos; ácidos cafeoilquínicos; a e y-tocoferol; tiazinediona, 4- oxo-1(5), (13)-xantatrieno-12,8-olídeo, conhecido como "desacetil xantumina", um composto antifúngico; ácido linoleico. (MS, Sangwan NK, Dhindsa KS, 1992).

2.4.3. Grewia bicolor jupt

O género de plantas com flores de grande porte *Grewia* é hoje colocado pela maioria dos autores na família das malvas Malvaceae, no sentido alargado proposto pela APG. Anteriormente, era colocado na família das tílias (Tiliaceae) ou na família das Sparrmanniaceae. No entanto, ambas não eram monofiléticas em relação a outros Malvales - como já indicado pelas incertezas em torno da colocação de *Grewia* e géneros semelhantes - e foram, portanto, fundidas nas Malvaceae. Juntamente com a maior parte das antigas Sparrmanniaceae, *Grewia* está na subfamília Grewioideae e na tribo Grewieae, da qual é o género tipo (Heywood V.H. *et al.,* 2007).

O género foi batizado por Carolus Linnaeus, em honra do botânico Nehemiah Grew

(1641-1712) de Inglaterra. Grew foi um dos principais anatomistas de plantas e investigadores de microscópios do seu tempo, e o seu estudo do pólen lançou as bases da palinologia moderna.

Utilizações medicinais

A medicina popular utiliza algumas espécies, que têm a reputação de curar problemas de estômago e algumas infecções cutâneas e intestinais, e parecem ter propriedades antibióticas ligeiras. *A G. mollis* tem a reputação de conter alcalóides 0-carbolina,[3] embora ainda não tenha sido estudado em profundidade se tais compostos também ocorrem noutras espécies e se são produzidos em quantidades que tornem as plantas psicoactivas.

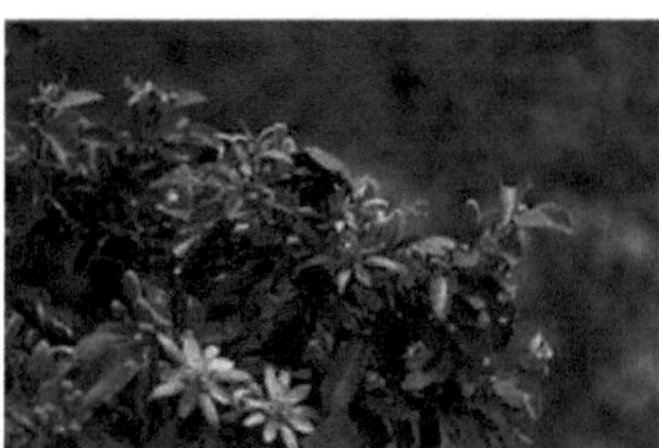

Figura 4: Imagem de *Grewia bicolor jupt*

2.4.4. Laggera alata

A Laggera alata é uma erva robusta de até 3 m de altura, muito difundida na África tropical e na Ásia. A planta é fortemente aromática. As folhas jovens e tenras produzem um óleo etéreo (7) que pode ter alguma aplicação em perfumaria. A folha é fumada em algumas regiões do Gabão em vez de tabaco. Tem um efeito narcótico. Na Costa do Marfim e no Alto Volta, as folhas esmagadas com cinzas da planta em fricções e a folha em correntes de ar são administradas para dores no peito e intercostais, e uma infusão de folhas é utilizada como fumigação no Gabão contra dores reumáticas e febre. Encontram-se aplicações semelhantes no Tanganica: as decocções das folhas e das raízes são tomadas à corrente de ar para a pneumonia, e as raspas das raízes são esfregadas em escarificações no peito; e uma decocção da planta é aplicada quente para o reumatismo muscular e as cinzas da planta são esfregadas em escarificações. Em Madagáscar, fazem-se inalações e lavagens para a cabeça para as dores de cabeça, e as folhas esmagadas são massajadas na cara e na testa para as vertigens, e são utilizadas como desinfetante geral. O líquido resultante da fervura prolongada dos caules das folhas é utilizado como lavagem para pessoas doentes pelos Masai do Quénia. Para o aumento do baço, as raízes são esfregadas sobre a área no Tanganica, e as folhas trituradas até formarem uma pasta são aplicadas nos olhos doridos. A planta-sapo é consumida na Costa do Marfim - Alto Volta como emenagogo. Tanto no Mali como no Alto Volta, a planta é utilizada como taenicida: as folhas, os frutos e os ramos são secos e reduzidos a pó. Toma-se uma colher pequena com leite coalhado depois de um dia de jejum, e a ténia é expulsa sem gripe nem diarreia. Foi registada a presença de saponinas na planta.

São-lhe atribuídos atributos mágicos. Diz-se que o camaleão, um adereço comum da parafernália de um feiticeiro, na Nigéria do Sul nunca trepa à planta, pelo que esta é invocada pelos iorubás para conferir proteção contra a feitiçaria - daí o significado do nome vernáculo iorubá. Os Anyi da Costa do Marfim colocam a seiva em instilações nasais como uma cura rápida para ataques de loucura causados por influências malignas. No Gabão, a planta é plantada à volta das casas para contrariar as influências malignas dos feiticeiros.

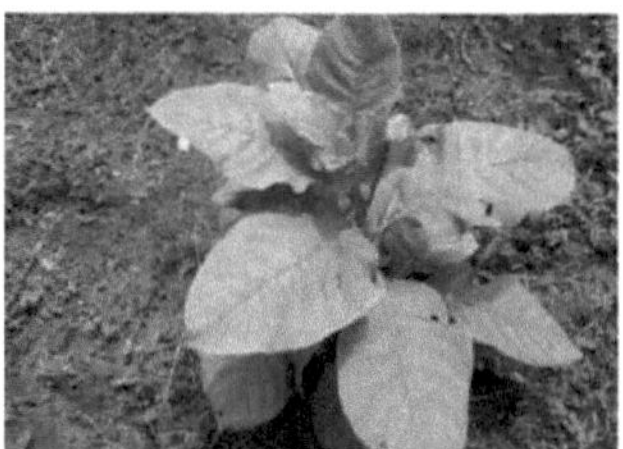

Figura 4: Imagem de *Laggera alata*

CAPÍTULO 3. MATERIAIS E MÉTODOS

3.1. Área de estudo

O estudo foi efectuado em Debre Zeit, que é a principal cidade do distrito de Ada'a. É uma cidade bem conhecida na região de Shoa Oromiya Oriental (Figura 1). É uma das cidades mais conhecidas da região de East Shoa Oromiya (Figura 1). Debre Zeit está situada a 47 km a sudeste de Adis Abeba, com uma população de cerca de 95 000 habitantes. A altitude é de cerca de 1880 m acima do nível do mar. É uma pequena cidade importante onde se encontram muitas instituições governamentais e centros de investigação nacionais e internacionais. A área tem uma altitude que varia entre 1500-2250 metros acima do nível do mar. A temperatura mínima e máxima é de 13^0 C e 25^0 C, respetivamente (CSA, 2005).

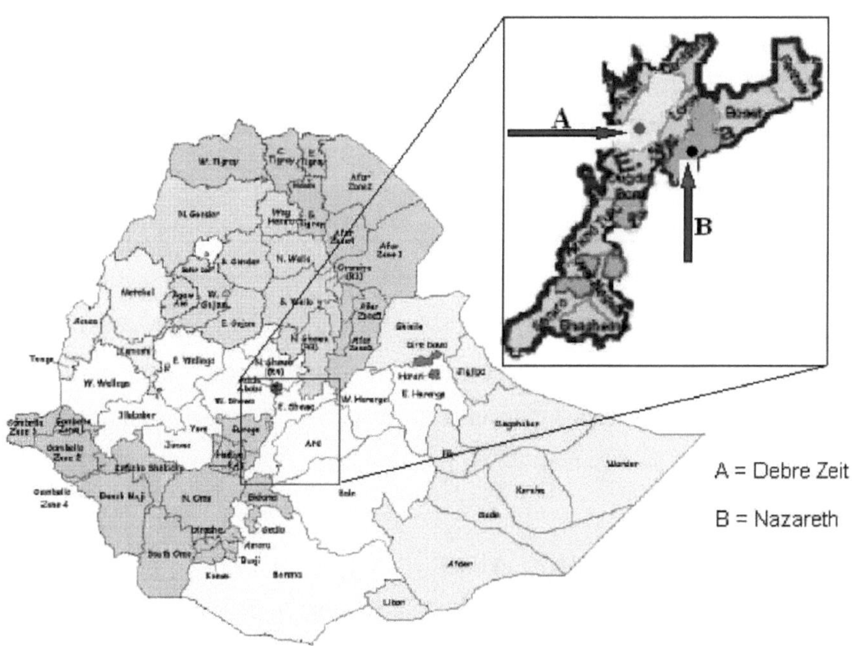

Figura 1: Mapa da zona de estudo (CSA, 2005)

3.2. Metodologia de estudo

3.2.1. Tipo de estudo

O estudo foi um ensaio experimental e foi realizado de novembro a maio de 2012 na Faculdade de Agricultura e Medicina Veterinária da Universidade de Adis Abeba, Debre Zeit. Durante o período de estudo, foi comparada a eficácia das várias partes de quatro plantas medicinais, nomeadamente *Combretum molle, Grewia bicolor jupt, Laggora alata e Xanthium stramonium*, contra os organismos testados e, em seguida, foi feita uma investigação fitoquímica preliminar para as plantas com a maior atividade antibacteriana. Finalmente, as actividades antibacterianas dos extractos com maior eficácia foram comparadas com as do antibiótico padrão (ampicilina).

3.2.2. Procedimentos do estudo

Preparação do organismo de teste

As estirpes bacterianas utilizadas no estudo consistiram em *Staphylococcus aureus, Streptococcus agalactiae e E. coli*, que foram obtidas no laboratório de microbiologia veterinária da Faculdade de Agricultura e Medicina Veterinária da Universidade de Adis Abeba. Estes organismos foram selecionados com base na sua carga de doença e na tendência crescente de resistência aos antibióticos no mundo em desenvolvimento (Eloff et al., 2005).

Os isolados foram confirmados por métodos bacteriológicos padrão e purificados por três subculturas sucessivas em ágar nutriente. As culturas purificadas foram armazenadas durante um período mais longo em placas de ágar nutriente a 40ºC. Os organismos foram activados através de subculturas diárias sucessivas em placas de ágar fresco durante um período de 3 dias antes da utilização. As culturas de um dia para o outro (18 - 24 h) em ágar nutriente foram padronizadas com o padrão McFarland 0,5 (Tanih *et al.,* 2010).

Materiais vegetais e preparação de extractos

As amostras de plantas foram colhidas em Gondar, distrito de Weyroch, e devidamente identificadas na Secção de Herbário do Departamento de Ciências Biológicas da Faculdade de Ciências Naturais, Universidade de Adis Abeba, Etiópia.

Os materiais vegetais secos ao ar foram macerados com um pilão num almofariz limpo e tratados separadamente com etanol a 97%, metanol e acetona numa proporção de

1:10 (p/v). As preparações foram deixadas em repouso com agitação ocasional à temperatura ambiente (28+ 20C) durante 72 horas, após o que os extractos foram filtrados através de papel de filtro Whatman N° 1. Foram concentrados sob pressão reduzida a 40°C num rotavapor (Strike 202, Steroglass Itália) para recuperar os solventes e obter extractos brutos. Os extractos obtidos foram pesados, registados e armazenados num recipiente rotulado com tampa estanque para posterior bioensaio (Ndip et al., 2009). Os extractos foram reconstituídos em 20 % de Tween80 para formar soluções de reserva de 10 mg/ml.

Testes de suscetibilidade antibacteriana

Ensaio de difusão em disco

O método de difusão em disco (DD) foi utilizado para testar a suscetibilidade dos organismos aos extractos de plantas. Os organismos testados foram inoculados separadamente em caldo de nutrientes (oxoid), que foi incubado a 37^0 C durante 18 - 20 horas. A cultura em caldo foi então diluída com água peptonada (oxiod) para obter inóculos finais de 105 unidades formadoras de colónias por mililitro (CFU/ml). A superfície das placas de Mueller - Hilton sensitivity test agar (oxoid) foi então inundada com os inóculos e drenada. Todos os extractos foram diluídos em Tween80 20% e água destilada estéril para obter séries de concentrações de 10, 5, 2,5, 1,25, 0,625 e 0,312 mg mL^{-1} e 612 discos estéreis de papel de filtro WhatmanNO. 1, 6,25 mm, foram embebidos em 5,0 ml das soluções em frascos com tampa de rosca durante 30 minutos. Os discos impregnados foram então colocados na superfície de placas de ágar inoculadas com pinças estéreis.

Os discos estéreis foram embebidos em 20 % de Tween80 dissolvido em água destilada estéril e utilizados como controlo negativo. As placas foram incubadas aerobicamente a 370C durante 24 horas, após o que foram observadas e medidas as zonas de inibição.

Determinação da concentração inibitória mínima (CIM)

Uma vez que o ensaio de difusão em disco de ágar é um método qualitativo utilizado em testes antimicrobianos, a determinação da CIM foi efectuada para obter resultados quantitativos sobre os efeitos antibacterianos dos extractos de plantas. A concentração inibitória mínima (CIM) foi determinada pelo método de diluição em caldo utilizando extractos de plantas diluídos em série de acordo com o protocolo NCCLS (NCCLS, 2000).

Os extractos de acetona, metanol e etanol foram diluídos para obter uma série de concentrações de 0,1564 mg/ml a 10mg/ml em caldo nutritivo estéril. A suspensão de microrganismos foi adicionada às diluições do caldo. Estas foram incubadas durante 18 horas a 37°C. A CIM de cada extrato foi considerada como a concentração mais baixa que não produziu qualquer crescimento bacteriano visível.

Análise fitoquímica

A análise fitoquímica foi efectuada utilizando protocolos normalizados (Sofowora, 1993 e Trease e Evans., 1997). Um breve relato dos diferentes testes efectuados foi o seguinte:

Flobotanino: O pó de amostras de plantas frescas foi triturado com água destilada para fazer uma solução. Em seguida, a mistura foi filtrada e o filtrado foi tomado como amostra. Adicionou-se 1 ml de HCl aquoso a 1% a 1 ml de amostra, seguido de ebulição. Um precipitado vermelho é indicativo da presença de phlobotaninas.

Alcalóides: 1 ml de extractos metanólicos foram filtrados. Em seguida, adicionaram-se 2 ml de HCl aquoso a 1%. Em seguida, aqueceu-se durante alguns minutos. Adicionaram-se 2 gotas de reagente de dragondroff à solução. O precipitado castanho-avermelhado com turvação indica a presença de alcalóides.

Flavonóides: A 5 ml de extrato metanólico, adicionou-se 1 ml de solução de NaOH a 10%. Do lado do copo, foram adicionadas 2 gotas de HCl concentrado. A viragem da cor amarela para incolor é uma indicação da presença de flavonóides.

Antraquinona: A 1 ml de extrato metanólico, foram adicionados 2 ml de KOH a 5%. Em seguida, a solução foi filtrada. Observou-se uma mudança de cor. A cor rosa indica a presença de antraquinonas.

Saponinas: Cerca de 2 ml de bicarbonato de sódio a 1% foram adicionados a 1 ml de extrato metanólico da casca e agitados. A formação de espuma persistente durante algum tempo é indicativa da presença de saponinas.

Esteróides: Colocaram-se 100 pl de extrato metanólico da amostra de planta num tubo de ensaio e adicionaram-se 400 pl de anidrido acético. Em seguida, foram adicionadas 1-2 gotas de ácido sulfúrico concentrado. A presença de um anel castanho no limite da mistura indica a presença de esteróides. (N.B. O tubo de ensaio foi mantido em gelo, uma vez que ocorre uma reação exotérmica).

Glicosídeos: Colocaram-se 100 pl de extrato metanólico da amostra de planta num tubo de ensaio e adicionaram-se 400 pl de anidrido acético. De seguida, adicionaram-se 1-2 gotas de ácido sulfúrico concentrado. A cor azul-esverdeada indica a presença de glicosídeos.

Tanino: 1 g de amostra adicionada a 100 ml de água destilada, fervida e arrefecida, e depois filtrada. Adicionou-se cloreto férrico a 1%, gota a gota, ao filtrado. O precipitado verde e preto indica a presença de tanino.

3.3. Análise estatística

A análise foi efectuada utilizando o SPSS versão 16.0 (Illinois USA, 2009). O teste ANOVA de uma via foi utilizado para determinar qualquer diferença estatisticamente significativa no diâmetro médio das zonas de inibição dos extractos de plantas e do antibiótico padrão. Os valores de P <0,05 foram considerados significativos. Para a análise fitoquímica, os resultados foram resumidos e apresentados numa tabela.

CAPÍTULO 4. RESULTADOS

O presente estudo foi um ensaio experimental realizado em *Staphylococcus aureus, Streptococcus agalactiae* e *Escherichia coli* na Faculdade de Agricultura e Medicina Veterinária da Universidade de Adis Abeba, Debre Zeit, de novembro de 2012 a maio de 2013, com os objectivos de avaliar e comparar as actividades antimicrobianas das várias partes de quatro plantas medicinais, nomeadamente *Combretum molle, Grewia bicolor jupt, Laggora alata e Xanthium stramonium* contra os organismos de teste e, em seguida, para aqueles com a atividade antibacteriana mais elevada, investigando os constituintes fitoquímicos das plantas e comparando as suas actividades antibacterianas com os antibióticos padrão (Ampicilina).

4.1. Rendimento do extrato de materiais vegetais

O presente estudo indicou que o rendimento do extrato de solventes variou com as espécies de plantas. A percentagem mais elevada de rendimento do extrato foi obtida a partir do extrato metanólico de sementes de *C. molle*, enquanto a percentagem mais baixa foi obtida a partir do extrato etanólico da casca do caule de *C. molle* (Quadro 1). Além disso, o rendimento do material obtido da extração de *X. stramonium utilizando acetona e etanol* foi de 4,5 e 4,3, respetivamente. Os valores / percentagem do rendimento do extrato situaram-se na gama 2,7 - 36,0.

Quadro 1: Rendimento do extrato de materiais vegetais extraídos com quatro solventes

Solvente	*Amostra de planta*	Peso do material vegetal	Peso do extrato (g)	% extraída
Acetona	*Casca de C.molle*	40	2.1908	5.5
Metanol	>>	40	5.1058	12.8
Etanol	>>	80	2.1949	2.7
Acetona	*Folha de C.molle*	50	4.3503	8.7
Metanol	>>	50	2.4232	4.8
Etanol	>>	100	6.6548	6.7

Acetona	*Sementes de C. molle*	20	4.3316	21.7
Metanol	>>	20	7.1981	36.0
Etanol	>>	40	10.9632	27.4
Acetona	*G.bicolor folha curta*	50	1.9679	3.9
Etanol	*G. bicolor folha curta*	50	7.6321	15.3
Acetona	*Casca de G.bicolor jupt*	50	14.6152	29.2
Etanol	*Casca de G.bicolor jupt*	50	11.1075	22.2
Acetona	*Folha de L.alota*	50	3.5497	7.1
Etanol	*Folha de L.alota*	50	8.5077	17.0
Acetona	*Folha de X.stramonium*	50	2.2382	4.5
Etanol	*Folha de X.stramonium*	50	2.1245	4.3

Para determinar se o rendimento dos extractos era independente ou estava associado ao tipo de solventes, nomeadamente acetona, metanol e etanol, foi realizada uma ANOVA unidirecional (Tabela 2). O resultado mostrou que o rendimento do extrato não estava significativamente associado ao tipo de solvente utilizado (p= 0,705)

Tabela 2: Resultados resumidos da ANOVA para a comparação do rendimento do extrato com os solventes

Percentagem de extrato					
	Soma de quadrados	df	Quadrado médio	F	Sig.
Entre grupos	83.584	2	41.792	.357	.705
Dentro dos grupos	2109.023	18	117.168		
Total	2192.607	20			

4.2. Rastreio das actividades antibacterianas das espécies vegetais

Ensaio de difusão em disco

A atividade antibacteriana das folhas, casca do caule e extractos de sementes de *Combretum molle;* folhas e casca do caule de *Grewia bicolor jupt; folhas de Laggora alata e Xanthium stramonium* foi avaliada *in vitro* pelo método de difusão em disco de ágar contra *Staphylococcus aureus, Streptococcus agalactiae* e *Escherichia coli.* Embora tenham sido avaliadas seis diluições em série de extractos de plantas, apenas as concentrações mais elevadas foram comparadas com o antibiótico padrão. A Tabela 2 resume a inibição do crescimento microbiano dos extractos de metanol, acetona e etanol (em valores médios) das espécies de plantas analisadas.

Todos os extractos das amostras de plantas testadas, com exceção de *Laggera alata* e da casca do caule de *Grewia bicolor jupt*, foram activos contra *S. aureus, Str.agalactiae* ou *E.coli* através do ensaio de difusão em disco, com a zona de inibição a variar de 0,0 mm a 23,0 mm. Extractos de sementes e casca do caule de *Combretum molle* e folhas de *Xanthium stramonium,* mostraram efeitos antibacterianos significativos contra *Staphylococcus aureus, Streptococcus agalactiae* e *Escherichia coli.*

As folhas dos extractos de *C. molle e Grewia bicolor jupt* mostraram uma atividade antibacteriana ligeira contra *Staphylococcus aureus, Str. agalactiae* e *E. coli.* A ampicilina a uma concentração de 0,05 mg/ml foi utilizada como um controlo positivo. O Tween80 também foi testado para excluir o efeito do solvente.

A ampicilina (0,05 mg/ml), utilizada como controlo positivo, apresentou um diâmetro de zona de inibição de 23 a 28 mm. *S.aureus* foi o organismo mais suscetível a todos os extractos, enquanto *E. coli* foi o mais resistente com zonas de inibição parciais. As zonas de inibição dos extractos e do antibiótico padrão foram comparadas; foram observadas diferenças estatisticamente significativas entre os extractos, mas não foram observadas diferenças estatisticamente significativas na atividade antibacteriana entre alguns dos extractos e o antibiótico padrão.

Tabela 3: Zona média de inibição (mm) dos extractos e da ampicilina contra *Staphylococcus, Streptococcus e Escherichia coli.*

treatment	CNT	CML	CMB	CMS	GBL	GVB	LAL	XSL
Concentration (mg/ml)								
S.aureus								
10	23.00	11.83	17.7	22.17	14.00	5.25	0.00	19.25
5		10.83	15.50	19.33	10.50	5.00	0.00	16.25
2.5		9.17	13.50	17.83	5.25	.00	0.00	15.25
1.25		3.50	11.17	17.17	5.25	.00	0.00	14.00
0.625		.00	9.40	14.00	.00	4.25	0.00	10.75
0.3215		.00	2.67	7.50	.00	.00	0.00	.00
Str.agalactiae								
10		14.00	12.67	19.50	0.00	0.00	0.00	20.50

5	12.50	11.83	17.67	0.00	0.00	0.00	19.50
2.5	11.50	10.67	16.00	0.00	0.00	0.00	18.00
1.25	10.50	9.8	14.33	0.00	0.00	0.00	16.75
0.625	7.50	2.67	12.00	0.00	0.00	0.00	13.50
0.3215	.00	2.67	3.33	0.00	0.00	0.00	—— 4.50
E.coli							
10	12.00	14.50	19.33	12.75	5.25	0.00	13.75
5	10.50	13.67	17.51	10.75	4.50	0.00	13.25
2.5	9.67	12.16	18.00	9.75	.00	0.00	11.50
1.25	3.00	11.50	15.84	.00	.00	0.00	10.50
0.625	.00	5.33	12.00	4.25	.00	0.00	6.50
0.3215	.00	.00	.00	.00	0.00	0.00	.00

Chave: con-controlo, CML- folha de *C.molle*, CMB- casca de *C. molle*, CMS- semente de *C.molle*, *GBL,*- folha de *G.bicolor*, GVB- casca de *G.bicolor*, LAL- folha de *L.alota*, XSL - folha de *X.stramonium*

A zona de inibição dos extractos e do antibiótico padrão foi considerada como uma variável dependente, tendo o grupo de tratamento como fator independente. Por conseguinte, a comparação do grupo de tratamento (extractos de plantas e antibiótico) e as respectivas zonas de inibição foram avaliadas utilizando uma via - ANOVA. Além disso, foi testada a homogeneidade dos grupos de tratamento no seu efeito contra os organismos testados (Quadro 5).

Como se mostra na tabela 3, houve uma diferença estatisticamente significativa no efeito dos extractos sobre *S.aureus* ($p<0,05$), indicando que a suscetibilidade deste organismo particular aos grupos de tratamento variou consideravelmente. No entanto, observou-se que os efeitos dos extractos de *sementes de C. molle; casca* e *folhas* de *X.stramonium* e *G.bicolor jupt* contra *S.aureus* são altamente comparáveis com zonas de inibição médias de 22,6 mm, 17,6 mm, 17,66 mm e 14,6 mm, respetivamente. Também não houve diferença estatisticamente significativa no efeito dos extractos contra *S.aureus* em comparação com o antibiótico padrão (zona de inibição de 23,0 mm).

O teste de homogeneidade do grupo de tratamento na sua atividade antibacteriana em *S.aureus* indicou que os extractos de folhas de *C.molle,* casca do caule de *G.bicolor jupt,* e folhas de *L.alata* tiveram efeitos semelhantes contra *S.aureus* com zona média de inibição de 11,83mm, 5,33mm, 0,0mm. Também houve uma diferença estatisticamente significativa no efeito destes extractos contra *S.aureus* quando comparados com o antibiótico padrão (Ampicilina).

Tabela 4: Resultados resumidos da ANOVA para a comparação das actividades antibacterianas entre tratamentos (extractos e antibióticos) contra *S.aureus, Str. agalactiae* e *E. coli*

organismos	Tratamento	Soma de quadrados	df	Quadrado médio	F	Sig.
S.aureus	Entre grupos	1351.240	7	193.034	23.577	.000
	Dentro dos grupos	131.000	16	8.188		

	Total	1482.240	23			
Str. agalactiae	Entre grupos	1017.573	7	145.368	93.660	.000
	Dentro dos grupos	24.833	16	1.552		
	Total	1042.406	23			
E. coli	Entre grupos	915.792	7	130.827	32.370	.000
	Dentro dos grupos	64.667	16	4.042		
	Total	980.458	23			

A comparação das actividades antibacterianas dos extractos de plantas e do antibiótico padrão indicou (Quadro 4) que havia uma diferença estatisticamente significativa no efeito dos extractos sobre *Str.agalactiae* ($p<0,05$), revelando que a suscetibilidade deste organismo aos grupos de tratamento variava consideravelmente.

Na tabela 4, mostrou-se que os efeitos dos extractos da *semente de C. molle* e das folhas de *X.stramonium* contra *Str.agalactiae* são altamente comparáveis com zonas de inibição médias de 19,50 mm e 20,0 mm, respetivamente. Também não houve diferença estatisticamente significativa no efeito destes extractos contra *Str.agalactiae* em comparação com o antibiótico padrão com uma zona de inibição de 21,0 mm.

No entanto, observou-se que os extractos das folhas de *C.molle,* a casca do caule de *C.molle* e *G.bicolor jupt,* e as folhas de *L.alata* tiveram efeitos semelhantes contra *Str.agalactiae* com zonas de inibição médias de 14,0 mm, 12,66 mm, 10,00 mm e 0,0 mm, respetivamente. Também houve uma diferença estatisticamente significativa no efeito destes extractos contra *Str.agalactiae* quando comparados com o antibiótico padrão (Ampicilina) e os extractos de plantas com as actividades mais elevadas.

Como se mostra na tabela 3, também houve uma diferença estatisticamente significativa no efeito dos extractos sobre *E.coli* ($p<0,05$), indicando que a suscetibilidade deste organismo aos grupos de tratamento variou consideravelmente.

Além disso, o estudo mostrou que os efeitos dos extractos da semente *de C. molle*, da casca do caule e das folhas de *X.stramonium* contra *E.coli eram* altamente comparáveis com zonas de inibição médias de 19,33 mm, 14,5 mm e 13,66 mm, respetivamente. Também não houve diferença estatisticamente significativa no efeito dos extractos contra *E. coli* em comparação com o antibiótico padrão com uma zona de inibição de 19,0 mm.

O teste de homogeneidade do grupo de tratamento na sua atividade sobre *E.coli* indicou que os extractos das folhas de *C.molle, G.bicolor jupt* e *L.alata, e* a casca do caule de *G.bicolor jupt* tiveram uma eficácia semelhante contra *E.coli* com uma zona de inibição média de 12,6 mm, 12,66 mm, 0,00 mm e 5,0. Também houve uma diferença estatisticamente significativa no efeito destes extractos contra *Ecoli* quando comparados com o antibiótico padrão (Ampicilina).

Quadro 5: Comparação da homogeneidade do efeito dos extractos e do antibiótico contra os organismos testados

	Ctrl	1	2	3	4	5	6	7
S.aureus	23.0	11.83^{a}	17.6^{ab}	22.16^{b}	14.16^{b}	5.33^{a}	0.0a	17.66^{ab}
Str.agalactiae	23^{a}	$14..00^{b}$	12.66^{a}	19.50^{a}	11.75	10.00^{b}	0^{C}	20.50^{a}
Ecoli	19^{a}	12.6^{ab}	14.5^{a}	19.33^{a}	12.66^{b}	5^{b}	0^{b}	13.66^{a}

Legenda: ctrl-Ampicilina, 1-Folha de C.molle, 2-Casca de C.molle, 3-Semente de C.molle, 4- Folha de G. w, 5-Casca de G., 6-L.arota, 7- X.stramonium

Concentrações inibitórias mínimas (CIM) dos extractos de plantas

Os quatro extractos das folhas, da casca do caule e das sementes de *Combretum molle*, bem como das folhas de *Xanthium stramonium*, que mostraram uma atividade antibacteriana significativa contra todos os organismos testados, foram selecionados para a determinação das suas concentrações inibitórias mínimas (CIM) utilizando o método de difusão em caldo.

A Tabela 7 mostra as CIMs dos extractos de plantas contra *Staphylococcus aureus,*

Streptococcus agalactiae e *E.coli.* Os valores de CIM dos extractos variaram entre 0,1564 mg/ml e 1,25 mg/ml para todos os organismos testados. O extrato de sementes da planta *Combretum molle* teve a maior atividade antibacteriana, como se mostra na tabela, com uma CIM de 0,1564 mg/ml contra *S.aureus,* 0,3125 mg/ml contra *Str.agalactiae* e 0,1564 mg/ml contra *E.coli.*

Tabela 7: Concentração inibitória mínima (CIM) dos extractos

Material de teste	**Bactérias**	**CIM (mg/ml)**
Combretum molle(semente)	*S.aureus*	0.1564
Combretum molle(semente)	*Str.agalactiae*	0.3125
Combretum molle(semente)	*E.coli*	0.1564
***Combretum molle* (casca)**	*S.aureus*	0.3125
***Combretum molle* (casca)**	*Str.agalactiae*	0.625
***Combretum molle* (casca)**	*E.coli*	0.3125
***Combretum molle* (folha)**	*S.aureus*	0.625
***Combretum molle* (folha)**	*Str.agalactiae*	0.625
***Combretum molle* (folha)**	*E.coli*	1.25
***Xanthium stramoniu* (folha)**	*S.aureus*	0.1564
***Xanthium stramonium* (folha)**	*Str.agalactiae*	0.3125
***Xanthium stramonium* (folha)**	*E.coli*	0.625

4.3. Rastreio fitoquímico preliminar dos extractos

O presente estudo mostrou que os extractos brutos contêm uma série de fitoconstituintes cujo isolamento e purificação podem produzir novos agentes antimicrobianos significativos. A análise fitoquímica preliminar revelou a presença de taninos e saponinas em todos os extractos testados. Os outros metabolitos secundários como *alcanóides, flavonóides, esteróides, glicosídeos cardíacos,* etc. estavam presentes em alguns dos extractos de plantas (Quadro 8). Não é surpreendente que existam diferenças nos efeitos antimicrobianos das espécies vegetais, devido às propriedades fitoquímicas e às diferenças entre espécies.

É bem possível que algumas das plantas que foram ineficazes neste estudo não possuam propriedades antibióticas, ou os extractos de plantas podem ter contido constituintes antibacterianos, mas não em concentrações suficientes para serem eficazes. Também é possível que os constituintes químicos activos não fossem solúveis em metanol ou água. O processo de secagem pode ter causado alterações conformacionais em alguns dos constituintes químicos encontrados nestas plantas.

Quadro 8: Análise fitoquímica preliminar das espécies de plantas medicinais selecionadas.

Espécies vegetais	**Fito-constituintes**					
	Taninos	Saponinas	Flavonóides	Esteróides	Glicosídeos cardíacos	Alcalóides
C.molle(semente)	+	+	-	+	+	+
C.molle(casca)	+	+	-	-	-	+
C.molle(folha)	+	+	+	+	+	
X. stramonium(folha)	+	+	+	+	-	+

CAPÍTULO 5. DEBATE

Nas duas últimas décadas, a prevalência de infecções graves aumentou significativamente (Funk e Kumar, 2011). Entre elas, a mastite é a infeção bacteriana mais frequente que causa morbilidade em animais de alta produção (vacas) (Jain *et al.*, 2010). Embora tenha sido descoberto um grande número de agentes antimicrobianos, os microrganismos patogénicos estão constantemente a desenvolver resistência a estes agentes (Bastose *et al.*, 2009; Rahman *et al.*, 2008). Nos últimos anos, têm sido feitas tentativas para investigar os medicamentos indígenas contra doenças infecciosas, a fim de ajudar a desenvolver medicamentos antimicrobianos mais seguros (Rahman *et al.*, 2008; Khan *et al.*, 2010).

Vários estudos relataram a atividade antimicrobiana de *C. molle e X,stramonium* contra bactérias, vírus, fungos e helmintos (Asres et al., 2001; Eloff *et al.*, 2005; Ojewole, 2008). A análise das propriedades antibacterianas dos extractos de acetona, etanol e metanol da folha, casca do caule e semente de *Combretum molle,* folha de *Xanthium stramonium e* extractos de folha de Grewia bicolor revelou um amplo espetro e uma potente atividade antibacteriana contra vários isolados bacterianos.

Os diferentes extractos da planta diferiram significativamente nas suas actividades antibacterianas contra os isolados bacterianos clínicos ($P<0,05$). Também se observou que outras espécies de *Combretum* mostraram actividades antibacterianas semelhantes em estudos anteriores (Ferrea *et al.,* 1993; Eloff e Martini, 1998; Rogers e Verotta, 1995).

O presente estudo observou que o metanol e o etanol foram bons solventes para a extração de sementes de C. *molle*, com um rendimento de 7,19 g (36,7%) e 5,48 g (27,4%), respetivamente, enquanto a acetona foi o menos eficaz, com 4,33 g (21,7%). Os resultados concordam com o trabalho de outros (Asres *et al,* 2001; Eloff *et al.*, 2005; Masoko e Eloff, 2006) que também descobriram que o metanol extrai mais compostos de *C molle, Combretum woodii* e *Combretum hereroense.*

Neste estudo, demonstrou-se que não houve diferença estatisticamente significativa na potência de extração dos solventes, o que é contrário a Angeh *et al.* (2007), que trabalharam com diferentes espécies de *Combretum* e referiram que o rendimento diferia consoante a espécie, mas o rendimento do metanol era elevado em todas as espécies. *As saponinas* e *os taninos*, que se diz serem abundantes, puderam ser extraídos com metanol e acetona. Isto pode explicar por que razão o metanol produziu mais do que outros solventes. Os solventes não polares produzem mais componentes lipofílicos, enquanto os solventes alcoólicos produzem um maior espetro de material polar. O metanol é geralmente preferido porque extrai componentes polares e não polares (Masoko e Eloff, 2006).

A atividade antibacteriana dos extractos de acetona, etanol e metanol da semente, da casca do caule e das folhas de *C.molle* e das folhas de *X. stramonium* foi comparada favoravelmente com a do antibiótico padrão (Ampicilina) ($p > 0,05$) e pareceu ser de largo espetro, uma vez que as suas actividades foram independentes do facto de o organismo ser Gram-positivo ou negativo.

Foi apresentado que os efeitos dos extractos da *semente* de *C. molle* e *da casca* e *folhas* de *X.stramonium* e *G.bicolor jupt* contra *S.aureus* são altamente comparáveis com zonas de inibição médias de 22,6 mm, 17,6 mm, 17,66 mm e 14,6 mm. Também não houve diferença estatisticamente significativa no efeito dos extractos contra *S.aureus* em comparação com o antibiótico padrão com zona de inibição de 23,0 mm. Isto estava de acordo com

Também se verificou que *as sementes de C. molle* e as folhas de *X.stramonium* contra *Str.agalactiae eram* altamente comparáveis ao antibiótico padrão (zona de inibição de 21 mm) com zonas de inibição médias de 19,50 mm e 20,0 mm, respetivamente.

Considerando todos os ensaios *in vitro*, o extrato mais ativo contra *E.coli* foi o extrato de sementes de *C. molle*, seguido do extrato da casca do caule e das folhas de *X.stramonium.* Foi também demonstrado que os extractos eram altamente comparáveis com o antibiótico padrão, produzindo zonas de inibição médias de 19,33 mm, 14,5 mm e 13,66 mm, respetivamente.

Os resultados implicam que estes extractos podem conter compostos com potencial terapêutico comparável ao do antibiótico. Trabalhos anteriores demonstraram uma atividade antimicrobiana potente de *C. molle* contra bactérias Gram positivas (Kelmanson *et al.*, 2000; Kumar *et al.*, 2010). No entanto, neste estudo, verificou-se que *Str.agalactiae,* uma bactéria Gram-negativa, era o organismo mais suscetível com um valor de CIM que variava entre 0,3125 e 0,625 mg/mL para extractos de plantas com a maior atividade antibacteriana.

Foi relatado que a maioria dos extractos de plantas é mais ativa contra bactérias Grampositivas do que Gram-negativas; isto foi atribuído ao facto de as bactérias Gram-negativas conterem uma membrana externa com uma camada de lipopolissacarídeo que as torna impermeáveis a certos antibióticos e compostos bactericidas (Nikaido, 1996; Fennell *et al.*, 2004). Os resultados corroboram trabalhos anteriores (Asres *et al.*, 2001; Krugger 2004; Masoko e Eloff, 2007; Mishra *et al.*, 2009).

No seu estudo, Asres *et al.* (2001) demonstraram uma boa atividade dos extractos de acetona contra *Mycobacterium tuberculosis, Trypanosoma brucei rhodesiense* STIB900 e *Plasmodium falciparum* 3D7. A atividade foi atribuída à elevada quantidade de taninos hidrolisáveis presentes na casca do caule e nas folhas de *C. molle.*

Pensa-se geralmente que os taninos são inibidores enzimáticos não selectivos devido aos seus grupos polifenólicos. No entanto, foi demonstrado que alguns taninos hidrolisáveis apresentam citotoxicidade selectiva. Por conseguinte, o potencial deste grupo de compostos para o desenvolvimento de fármacos não deve ser subestimado, especialmente quando se prova que são os ingredientes activos de plantas utilizadas em práticas médicas tradicionais (Asres et al., 2001; Funatogawa et al., 2004).

Pelo contrário, no entanto, observou-se que os extractos de folhas de *C.molle, L.alata* e*;* extractos *de folhas* e cascas de caule de *Grewia bicolorjupt* tiveram uma diferença estatisticamente significativa no seu efeito contra organismos de teste em comparação com o antibiótico padrão ou extractos com as actividades antibacterianas mais elevadas.

As actividades fracas demonstradas por alguns destes extractos *in vitro* podem não implicar que demonstrem actividades fracas *in vivo* devido à imunomodulação da substância química. Além disso, tal como acontece com alguns medicamentos, alguns destes extractos de plantas podem ser mais potentes *in vivo* devido à transformação metabólica dos seus componentes em intermediários altamente activos (Ngemenya et al., 2006; Ndip *et al.*, 2009).

A atividade antibacteriana destas plantas pode ser devida aos seus componentes fitoquímicos. De facto, a atividade antibacteriana de extractos brutos tem sido atribuída à presença de alguns dos componentes fitoquímicos como *saponinas, flavonóides* e *taninos* (Musa *et al.*, 2008; Adebayo-Tayo e Ajibesin, 2008), o que está de acordo com os nossos resultados. Verificou-se que os extractos das folhas das espécies de *Combretum* contêm *taninos, flavonóides, alcalóides, triterpenóides* e *saponinas* e foram eficazes contra algumas estirpes de *E. coli, S. aureus* e *S. typhimurium* (Martini *et al.*, 2004; Angeh *et al.*, 2007; Coulidiati *et al.*, 2009). Sini *et al.* (2008) relataram que o rastreio fitoquímico do extrato aquoso de folhas de *Xanthium stramonium* revelou a presença de *taninos, flavonóides, glicosídeos, antraquinonas e alcalóides*. Os mesmos autores referiram que o extrato aquoso das *folhas e sementes de C. molle* pode ser ativo contra a diarreia.

Todos estes estudos anteriores apoiam os resultados obtidos no presente estudo. A presença de componentes bioactivos nos fármacos brutos tem sido associada às suas actividades contra doenças causadas por microrganismos (Farnsworth, 1990) e também oferece às próprias plantas proteção contra infecções por microrganismos patogénicos (De e Ifeoma, 2002).

Esta atividade antibacteriana dá crédito a estas plantas como medicina tradicional para o tratamento de diferentes doenças (Setshogo e Mbereki, 2011). Uma série de compostos antibacterianos, incluindo flavonóides (apigenina; genkwanina; 5-hidroxi-7, 4'-dimetoxiflavona, rhamnocitrina, kaempferol, quercetina-5,3'- dimetiléter; rhamnazina) foram isolados de espécies de *Combretum* e *Xanthium* (Martini *et al.*, 2004)

Martini e Eloff (1998) demonstraram a presença de pelo menos 14 inibidores bacterianos diferentes não identificados, de polaridade muito diferente, nas folhas de

Combretum molle MacGaw *et al.*, (2001) investigaram algumas das actividades biológicas que incluem efeitos anti-inflamatórios, anti-helmínticos, anti-esquistossomóticos e de danos no ADN de espécies de *Combretum*. Breylenbatch e Malan, (1989) isolaram três compostos antibacterianos de *Combretum molle* e propuseram estruturas para dois deles.

Os extractos da casca do caule da semente e da folha de *Combretum molle* e o extrato da folha de *Xanthium stramonium* foram submetidos a vários testes fitoquímicos para identificar os constituintes químicos presentes. Os resultados mostraram a presença de *flavonóides, saponinas, alcalóides, glicosídeos cardíacos e taninos.* Não é surpreendente que existam diferenças nos efeitos antimicrobianos das espécies vegetais, devido às propriedades fitoquímicas e às diferenças entre espécies.

É bem possível que algumas das plantas que foram ineficazes neste estudo não possuam propriedades antibióticas, ou os extractos de plantas podem ter contido constituintes antibacterianos, mas não em concentrações suficientes para serem eficazes. Também é possível que os constituintes químicos activos não fossem solúveis em metanol ou água. O processo de secagem pode ter causado alterações conformacionais em alguns dos constituintes químicos encontrados nestas plantas.

Em conclusão, a inibição das espécies bacterianas selecionadas pelos extractos de sementes de *C.molle* e folhas de *X. stramonium* em todos os *ensaios in vitro* está de acordo com os estudos realizados por (Eloff *et al.*, 2005; Masoko e Eloff, 2006). Estes autores relataram a atividade de *C.molle* contra *E. faecalis, P. aeruginosa, Pseumonas aeruginosa, Klebsiella pneumoniae, Streptococcus* pneumoniae e também a atividade antimicrobiana de *extractos de Xanthium* contra *Staphylococcus aureus Escherichia coli* e *Candida albicans.*

Os resultados do presente estudo fornecem uma base farmacológica para a utilização tradicional de *Combretum molle* e *Xanthium stramonium* para doenças infecciosas, especialmente em aplicações terapêuticas contra infecções bacterianas. Estes resultados podem também confirmar o grande potencial das plantas de vários países para a produção de compostos bioactivos.

CAPÍTULO 6. CONCLUSÕES E RECOMENDAÇÕES

As plantas produzem uma gama diversificada de moléculas bioactivas, o que as torna uma fonte rica de diferentes tipos de medicamentos. A maior parte dos medicamentos actuais são obtidos a partir de fontes naturais ou de derivados semi-sintéticos de produtos naturais e utilizados no sistema tradicional de medicina. Assim, uma abordagem lógica na descoberta de medicamentos consiste em analisar os produtos naturais tradicionais, uma vez que estes são conhecidos por possuírem vários constituintes fitoquímicos, como *alcalóides, esteróides, taninos, flavonóides e saponinas, fenólicos*, etc.

As espécies *Combretum* e *Xanthium* são fontes de compostos antibacterianos bioactivos. No presente estudo, verificou-se que estas espécies têm a atividade antibacteriana mais potente, no entanto, devido à falta de alguns produtos químicos e reagentes essenciais, o isolamento de compostos bioactivos foi impossível. De facto, podem ser utilizadas como fonte para o isolamento de compostos activos que podem servir como compostos principais no desenvolvimento de medicamentos antibacterianos.

Com base nas conclusões acima referidas, são apresentadas as seguintes recomendações

- A Etiópia tem sido dotada de numerosas espécies de plantas que podem ser utilizadas para o desenvolvimento de medicamentos antimicrobianos, pelo que deve ser dada a devida atenção aos trabalhos de investigação sobre plantas medicinais.
- A avaliação em larga escala da flora local explorada na medicina tradicional para várias actividades biológicas é um primeiro passo necessário para o isolamento e a caraterização do princípio ativo, conduzindo posteriormente ao desenvolvimento de medicamentos.
- Além disso, os extractos brutos de muitas plantas medicinais podem conter, para além das moléculas bioactivas, outros constituintes com efeitos nocivos, pelo que é importante isolar e identificar as moléculas bioactivas dos extractos de plantas.

- As actividades fracas demonstradas por alguns extractos *in vitro* podem não implicar que demonstrem actividades fracas *in vivo*. Assim, devem ser utilizadas técnicas laboratoriais avançadas, especialmente animais de laboratório ou sistemas de cultura de células, para determinar a sua atividade antimicrobiana.
- Devem ser efectuados estudos de investigação antimicrobiana e fitoquímica sobre as outras espécies destas plantas em diferentes micróbios.

REFERÊNCIA

Abigail A. Salyers, Dixie D. Whitt. 2005: *Revenge of the microbes: how bacterial resistance is undermining the antibiotic miracle,* ASM Press, , p. 34

Adebayo-Tayo, B.C. e K.K. Ajibesin,(2008). Actividades antimicrobianas de *Coula edulis.* Res. J. Med Plant, 2: 86-91.

Angeh, J.E., X. Huang, I. Sattler, G.E. Swan, H. Dahse, A. H^rtl e J.N. Eloff, 2007. Atividade antimicrobiana e anti-inflamatória de quatro triterpenóides conhecidos e de um novo triterpenóide de *Combretum imberbe* (Combretaceae). J. Ethnopharmacol, 110: 56-60.

AL, Mahmould MJ, Al-Naib A. (1988). Atividade antimicrobiana do extrato de *xanthium strumarium.* Fitoterapia;59:220-1.

Angeh JE, Huang X, Sattler I, Swan GE, Dahse H, Hartl A, Eloff JN (2007). Novos triterpenóides antibacterianos de *Combretum padoides* (Combretaceae). J. Ethnopharmacol,. 110: 56-60.

Arias, Cesar A.; Murray, BE (2009). "Insectos resistentes aos antibióticos no século XXI - um superdesafio clínico". *New England Journal of Medicine* **360** (5): 439-443.

Arnold, SR; Straus, SE (2005). "Intervenções para melhorar as práticas de prescrição de antibióticos em cuidados ambulatórios". Em Arnold, Sandra R. *Cochrane Database Syst Rev* (4): CD003539. doi:10.1002/14651858.CD003539.pub2. PMID 16235325

Asres K, Bucar F, Knauder E, Yardley V, Kendrick H, Croft SL (2001). Atividade antiprotozoária in vitro do extrato e dos compostos da casca do caule de *Combretum molle.* Phytother. Res., 15: 613-617.

Basht R, Katiyar A, Singh R, Mittal P (2009**).** Antibiotic resistance; a global issue of concern. Asian J. Pharm. Clin. Res., 2 (2): 189- 194.

Bauer, R.W.; Kirby, M.D.K.; Sherris, J.C. & Turck, M. (1966). Antibiotic susceptibility testing by standard single disc diffusion method. *American Journal of Clinical Pathology,* 45, 493-496.

Bessong PO, Obi CL, Andreola M, Rojas LB, Pouysegu L, Igumbor E,Meyer MJJ, Quideau S, Litvak S (2008). Avaliação de plantas medicinais sul-africanas selecionadas quanto às propriedades inibitórias contra a transcriptase reversa e a integrase do vírus da imunodeficiência humana tipo 1. J. Ethnopharmacol, 99: 83 - 91.

Brown Dan (2001): famílias de angiospermas contendo beta-carbolinas. versão de 2001-oct-04. recuperado em 2008-jun-25.

Caldwell, Roy; Lindberg, David, eds. (2011). "Compreender a evolução" [As mutações são aleatórias]. Museu de Paleontologia da Universidade da Califórnia. Recuperado em 14 de agosto de 2011.

Castanon, J.I. (2007). "História da utilização de antibióticos como promotores de crescimento nos alimentos para aves de capoeira europeus". *Poult. Sci.* **86** (11): 2466-71.

CDC. "Antibiotic Resistance Questions & Answers" [Os produtos que contêm antibacterianos (sabonetes, produtos de limpeza domésticos, etc.) são melhores para prevenir a propagação de infecções? A sua utilização contribui para o problema da resistência?] Atlanta, Geórgia, EUA: Centros de Controlo e Prevenção de Doenças. Arquivado do original em 8 de novembro de 2009. Recuperado em 17 de novembro de 2009

Cheesbrough, M. (2000). District Laboratory Practice in Tropical Countries" Parte 2, *Cambridge University Press,* 62 - 246.

Chkoe PK, Masoko P, Mokgotho MP, Howard RL, Mampuru LJ (2008) Será que a variação sazonal influencia as propriedades fitoquímicas e antibacterianas de *Carpobrotus edulis?* Afric Jour Biotech 7:4164-4171.

Chopra RN, Nayar SL, Chopra IC. (1958). Glossário de plantas medicinais indianas. Nova Deli: Conselho de Investigação Científica e Industrial; p. 438

Instituto de Normas Clínicas e Laboratoriais. (2009). Métodos para testes de suscetibilidade antimicrobiana por diluição para bactérias que crescem aerobicamente; norma aprovada - oitava edição, janeiro. Relatório n.º: M07-A7.

Coulidiati, T.H., H. Millogo-Kone, A. Lamien-Meda, C.E. Lamien e M. Lompo *et al.*, (2009). Actividades antioxidantes e antibacterianas de *Combretum mollee* Aubrev. Ex keay (Combretaceae). Pak. J. Biol. Sci., 12: 264-269.

Dai J, Mumper R. J.(2010) Plant Phenolics: Extração, Análise e as suas Propriedades Antioxidantes e Anticancerígenas. Mol 15: 7313-7352.

Dharmananda S. (2003). Questões de segurança que afectam as ervas chinesas: O caso do Xanthium. Instituto de Medicina Tradicional - Secção Europeia, Vol. 1. p. 1-8.

Eloff JN (1998a). Um método sensível e rápido para determinar a concentração inibitória mínima de extractos de plantas para bactérias. Planta Medica 64: 711-713.

Eloff JN (1998b). Qual o extrator que deve ser utilizado para o rastreio e isolamento do componente antimicrobiano das plantas? J. Ethnopharm. 60: 1-8.

Eloff JN, Famakin JO, Katerere DRP (2005). Isolamento de estilbeno antibacteriano das folhas de *Combretum woodii* (Combretaceae). Afr. J. Biotechnol, 4(10): 1167-1171.

Ericsson HM, Sherris JC. (1971).Teste de sensibilidade aos antibióticos. Relatório de um estudo de colaboração internacional. Ata Pathol Microbiol Scand B Microbiol Immunol 1971; 217:Suppl 217:1+.

Esmaeili A, Rustaiyan A, Akbari MT, Moazami N, Masoudi S, Amiri H. (2006) Composição dos óleos essenciais de *xanthium strumarium* L. e cetaurea solstitialis L. do Irão. J Essential Oil Res.

Fabricant, T.S. e Farnsworth, N.R., (2001). O valor das plantas utilizadas na medicina tradicional para a descoberta de medicamentos. Saúde Ambiental e Perspetiva. 109 : 69 - 75.

Farnsworth, N.R., (1990). O papel da etnofarmacologia no desenvolvimento de medicamentos. Simpósio da Fundação Ciba, 154: 2-11.

Fennell CW, Lindsey KL, McGaw LJ, Sparg SG, Stafford GI, Elgorashi EE , Grace OM, van Staden J (2004). Avaliação da eficácia e segurança das plantas medicinais africanas: rastreio farmacológico e toxicologia. J. Ethnopharmacol, 94: 205-217.

Fyhrquist P, Mwasumbi L, Haeggstro CA, Vuorela H, Hiltunen R, Vuorela P (2002). Investigação etnobotânica e antimicrobiana de algumas espécies de *Terminalia* e *Combretum* (Combretaceae) que crescem na Tanzânia. J. Ethnopharmacol, 79: 169-177.

General Guidelines for Methodologies on Research and Evaluation of Traditional Mine (Diretrizes gerais para metodologias de investigação e avaliação de minas tradicionais) (2000) Organização Mundial de Saúde, Genebra.

Gould IM (2009). Resistência aos antibióticos: a tempestade perfeita. Int. J. Antimicrob. Agents, 34: 52-55.

Hamberger, M e Hostettmann, K., (1991). Bioatividade das plantas. The link between phytochemistry and medicine. Phytochemistry, 30:3864 - 3874

Harborne JB (2005) *Phytochemical methods - A guide to modern techniques of plant analysis* 3rd edition. Nova Deli: Springler Pvt. Ltd.

Hawkey, PM; Jones, AM (2009). "A mudança na epidemiologia da resistência". *The Journal of antimicrobial chemotherapy (Jornal de quimioterapia antimicrobiana).* 64 Suppl 1: i3-10.

Haywood, V.H., Brummitt, K.K., Culham. A.& Seberg, 0.(2007). *Flowering Plant Families of the World (Famílias de plantas com flores do mundo).* Firefly Books, Richmond Hill, 0ntário, Canadá.

Huie, C.W. (2002). Uma revisão das técnicas modernas de preparação de amostras para a extração e análise de plantas medicinais. *Analytical and Bioanalytical Chemistry,* 373, 23-30.

Jagessar RC, Mars A, Gomathinayagam S, (2011). Propriedades antimicrobianas selectivas do extrato de folhas de *Samanea saman* contra *Candida albicans Staphylococcus aureus* e *Escherichia coli* utilizando vários métodos microbianos. J. American Sci 7:3.

Jagessar RC, Marte A, Gomes G, (2008). Propriedades antimicrobianas selectivas do extrato de folhas de Phylanthus acidus contra *Candida albicans Staphylococcus aureus* e *Escherichia coli* utilizando os métodos de difusão em disco de Stokes, difusão em poço, placa de Streak e diluição. Nat e Sci. 6: 1545-0740.

Jorgensen JH, Ferraro MJ (1998). Testes de suscetibilidade antimicrobiana: princípios gerais e práticas contemporâneas. *Clin Infect Dis* 1998; 26:973.

Kaur GJ e Arora DS, (2009) Rastreio antibacteriano e fitoquímico de Anethum graveolens, Foeniculum vulgare e Trachyspermum ammi.BMC Complem Alter Med 9:30.

Kuijper, EJ; van Dissel, J.; Wilcox, MH (2007). "Clostridium difficile: mudanças na epidemiologia e novas opções de tratamento". *Curr Opin Infect Dis* **20** (4): 376-83.

Letcher RM, Nhamo LRM, Gumiro IT. (1972). Constituintes químicos das Combretaceae. Parte II. Fenantrenos substituídos e 9,10 dihidrofenantrenos e um bibenzilo substituído do cerne de *Combretum molle.* J. Chem. Soc. Perkins Trans. 1: 1179-1191.

Li, X; Nikadio, H (2009). "Resistência a medicamentos mediada por efluxo em bactérias: uma atualização". *Drug* ***69*** (12): 1555-623.

Loset, J.R., Raoelison, E.G. e Hostettmann, N., (2001). LC/DAD- UV/ MS. Método para a deteção rápida do ácido arictolóquico em preparações vegetais. Livro de resumos 9th Simpósio da Rede de Produtos Naturais para a África Central e Oriental (NAPRECA), Quénia. P. 62.

Mann, J., (1995).Secondary Metabolism. 2nd Edition, Oxford University Press Inc. Nova Iorque. p.1 - 4.

Marc Bonten, (2005); Instituto Eijkman-Winkler de Microbiologia Médica, Doenças Infecciosas e Inflamação; Utrecht, Países Baixos

Martinez, J. L., & Olivares, J. (2012). Poluição ambiental por genes de resistência a antibióticos. Em P. L. Keen, & M. H. Montforts, Antimicrobial Resistance in the Environment (pp. 151- 171). Hoboken, N.J.: John Wiley & Sons.

Martini N, Katerere DRP, Eloff JN (2004a). Sete flavonóides com atividade antibacteriana isolados de *Combretum erythrophyllum* (Burch) Sond (Combretaceae).

S. Afr. J. Bot. 70: 310-312.

Martini N, Katerere, D.R.P, Eloff JN, (2004) Atividade biológica de cinco flavonóides antibacterianos isolados de *Combretum erythrophylllum*. J. Ethnopharmacol 93:207-212.

Martini, N.D., D.R.P. Katerere e J.N. Eloff, (2004). Atividade biológica de cinco flavonóides antibacterianos de *Combretum erythrophyllum* (Combretaceae). J. Ethnopharmacol, 93: 207-212.

Masoko P, Eloff JN (2006) A bioautografia indica a multiplicidade de compostos antifúngicos de vinte e quatro espécies de *Combretum* da África Austral. African J. Biotech 5: 1625-1647

McGaw L.J., Jager A.X., Van Stader, J., (2000). Atividade antibacteriana, anti-helmíntica e anti-amoébica em plantas medicinais da África do Sul. Journal of Ethnopharmacology 73: 247 - 263.

MS, Sangwan NK, Dhindsa KS(1992). Xanthanolides from *Xanthium strumarium*. Phytochemistry; 32(1): 206

Murray, P.R., Baron, E.J, Pfalller, M.A., Tenover, F.C., Yolken, R.H. (1995). Manual of Clinical Microbiology, *6th edn;*, ASM. Press: Washington DC

Musa, A.M., G. Abbas, A.B. Aliyu, M.S. Abdullahi e I.N. Akpulu, (2008). Rastreio fitoquímico e antimicrobiano de *Indigofera conferta* GILLETT (Papilionaceae). Res. J. Med. Plant, 2: 74-78.

Nahar L, Haque M, Islam M (2009) Atividade antibacteriana, citotóxica e antioxidante do extrato bruto de *Marsilea Quadrifolia,* Europ J. Sci Res 33:123-129.

Ndip RN , Tarkang AEM, Mbullah SM, Luma HN, Malongue A, Ndip LM, Nyongbela K Wirmum C , Efange SMN (2007). Atividade *anti-Helicobacter pylori in vitro* de extractos de plantas medicinais selecionadas do Noroeste dos Camarões. J. Ethinopharmacol., 114(3): 452-457.

Ndip RN , Tarkang AEM, Mbullah SM, Luma HN, Malongue A, Ndip LM, Nyongbela K Wirmum C , Efange SMN (2007). Atividade *anti-Helicobacter pylori in vitro* de extractos de plantas medicinais selecionadas do Noroeste dos Camarões. J. Ethinopharmacol., 114(3): 452-457.

Nelson, Richard William (2009). *Darwin, antes e agora: A história mais surpreendente da história da ciência* (publicação própria). iUniverse. p. 294

Ngemenya MN, Mbah JA, Tane P, Titanji VPK (2006). Efeitos antibacterianos de algumas plantas medicinais dos Camarões contra a

Nikaido H (1996). Resistência aos antibióticos causada por bombas de efluxo de fármacos multidrogativas Gram-negativas. Clin. Infect. Dis., 27(1): 532-

Njume C, Afolayan AJ, Clark AM, Ndip RN (2011). Extractos etanólicos brutos de sementes *de Garcinia Kola* Heckle (*Guttiferae*) prolongam a fase lag de *Helicobacter pylori:* potencial inibitório e bactericida. J. Med. Food, 14(7-8): 822-827.

Njume C, Afolayan AJ, Ndip RN (2009). Uma visão geral da resistência antimicrobiana e o futuro das plantas medicinais no tratamento de infecções por *Helicobacter pylori*. Afr. J. Pharm. Pharmacol., 3 (13): 685699.

Ojewole JAO (2008). Efeitos analgésicos e anti-inflamatórios do glucósido do ácido molícico, um extrato de saponina 1a-hidroxicicloartenóide da folha de *Combretum molle* R. Br. ex G. Don (Combretaceae). Phytother. Res., 22: 30-35.

Oyedapo OO, Sab F.C, Olagunju JA, (1999) Bioatividade de folhas frescas de *Lantana camara.* Biomed. Letters 59: 175-183. bactérias patogénicas. Afr. J. Trad. Complement. Altern. 3: 84-93.

Paul E., Bruce Nizeye, Sara Stulac, e Salmaan Keshavjee. (2006). Structural Violence and Clinical Medicine. PLoS Medicine, 16861691.

Pechere, JC (2001). "Entrevistas de pacientes e uso indevido de antibióticos". *Clin. Infect. Dis.* 33 Suppl 3: S170-3.

Rabe,T. e Staden, J., (1998). Triagem de espécies de Plectranthus para atividade antibacteriana. Jornal Sul Africano de Botânica. 64: 62 - 65.

Ringertz S, Kronvall G. (1988). Sobre a teoria do teste de difusão em disco. Evidência de uma relação não linear entre a concentração crítica e a CIM, e as suas implicações práticas para o teste de suscetibilidade do Haemophilus influenzae. APMIS; 96:484.

Rogers CB, Verotta L (1995). Química e propriedades biológicas das Combretaceae africanas. In: Hostettmann K, Chinyanganya F, Maillard M, Wolfender JL (eds), Biological and Pharmacological Properties of African Medicinal Plants, Proceedings of the First International IOCD Symposium, 25-28 de fevereiro, Victoria Falls, Zimbabwe. Publicações da Universidade do Zimbabué, Harare.

Rogers CB, Verotta L (1996) :Química e propriedades biológicas das Combretaceae africanas. Chem Biol Pharmacol Prop Afric Med Plants pp. 121-141.'

Samie A Tambani T, Harshfield E, Green E, (2010) Actividades antifúngicas de plantas medicinais de venda selecionadas contra *Candida albicans, Candidia krusei* e *Cryptococcus neoformans* isoladas de doentes sul-africanos com SIDA. African J . Biotecnologia 9: 2965-2976

Sini, J.M., I.A. Umar, K.M. Anigo, I. Stantcheva, E.N. Bage e R. Mohammed,(2008). Atividade antidiarreica do extrato aquoso das folhas e sementes de *Combretum molle* em ratos. Afr. J. Biotechnol, 7: 3134-3137.

Sofowora EA, (1993). Ensaios Fitoquímicos. Em "Medicinal Plants and Traditional Medicine" (Plantas Medicinais e Medicina Tradicional), African J. Plant Sci Biotech. 5:69-74.

Sparg S.G., Jager A.K., Van Staden,J., (2000). Eficiência das plantas sul-africanas tradicionalmente utilizadas contra a Bilharzia. Journal of Ethnopharmacology. 73: 209 - 214.

Steenkamp, V., (2003). Remédios tradicionais à base de plantas usados por mulheres sul-africanas para queixas ginecológicas. Journal of Ethnoppharmacology. 86: 97 - 108.

Suffness M, Douros J (1979). Drogas de origem vegetal. Métodos de Investigação do Cancro 26: 73-126.

Suleiman MM, McGaw LJ, Naidoo V, Eloff JN (2010). Deteção de compostos antimicrobianos por bioautografia de diferentes extractos de folhas de espécies arbóreas sul-africanas selecionadas. Afr. J. Trad.Complement. Altern. Med., 7(1): *64-78.*

Tanih NF, Okeleye BI, Clarke AM, Naidoo N, Mkwetshana N, Green E, Ndip LM, Ndip RN (2010). Suscetibilidade acentuada das estirpes sul-africanas *de Helicobacter pylori* à ciprofloxacina e à amoxicilina: implicações clínicas. S. Afri. Med. J., 100: 49-52.

Van Wyk, B.E., Van Oudtshoom, B., Gericke, N., (1997). Plantas medicinais da África do Sul. Briza Publication. África do Sul.

OMS (2002). "Utilização de antimicrobianos fora da medicina humana e resistência antimicrobiana resultante nos seres humanos". Organização Mundial de Saúde

Williams, T.I.,(1994). Drugs from plants, First Edition, Sigma books limited. London. P. 1 - 79.

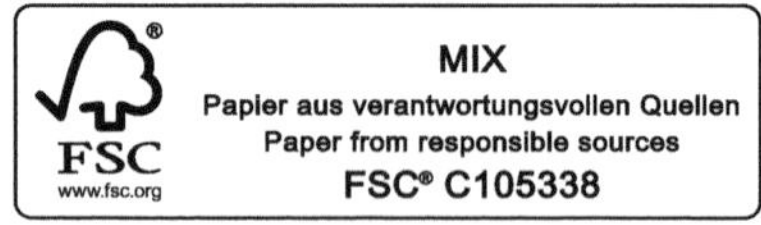

Printed by Books on Demand GmbH, Norderstedt / Germany